急救医疗中心（站）建设管理规范

（第2版）

U0254604

东南大学出版社

·南 京·

图书在版编目(CIP)数据

急救医疗中心(站)建设管理规范/沈正善主编.—2版.
—南京:东南大学出版社,2015.3
ISBN 978-7-5641-4049-6

Ⅰ.①急… Ⅱ.①沈… Ⅲ.①急救站-管理规范-江
苏省 Ⅳ.①R197.61-65

中国版本图书馆 CIP 数据核字(2014)第 025989 号

东南大学出版社出版发行

(南京四牌楼2号 邮编210096)

出版人:江建中

江苏省新华书店经销 南京玉河印刷厂印刷

开本:850mm×1168mm 1/32 印张:5.375 字数:141千字

2015年4月第2版 2015年4月第2次印刷

ISBN 978-7-5641-4049-6

印数:4001~8000册 定价:20.00元

本社图书若有印装质量问题,请直接与读者服务部联系。电话(传真):025-83792328

医政管理规范编委会

主 任 委 员 王咏红

副主任委员 唐维新　黄祖瑚　李少冬

委 员

（以下按姓氏笔画顺序排列）

王 虹　　王 莉　　王 骏　　朱春燕　　许 斌

张国瑞　张金宏　张镇静　陈卫平　陈小康

陈 志　　陈德玉　邵 教　　季国忠　周卫兵

胡宁彬　胡建伟　侯建全　俞伟男　俞 军

徐开林　高建林　韩光曙　程崇高　滕皋军

潘淮宁　霍孝蓉

《急救医疗中心（站）建设管理规范》
编委会

主　编：沈正善

副主编：谭永培　邹圣强　孙宏俊

常务编委
（以姓氏笔画为序）

孔旭辉　孙宏俊　邹圣强　沈正善　杨齐英

张志蒙　何恩奇　金　泉　周冬兰　周立君

徐　捷　秦国良　谭永培

编　委
（以姓氏笔画为序）

王国强　孔旭辉　朱红霞　朱　洁　伍　刚

孙宏俊　杨齐英　吴玉成　何恩奇　邹圣强

沈正善　张志蒙　张晓凡　张　巍　金　泉

周冬兰　周立君　胥伟华　秦国良　徐　捷

黄　琰　谭永培

再版序言

没有规矩，不成方圆。规范正是对个人、组织思维和行为进行约束的规矩和标准。医疗卫生是为人类健康服务的行业，其建设、发展、管理、服务行为等尤其应该有规可依、有章可循、有标可贯，以相应的规范和标准来指导、约束、监管、考核、评价。多年来，国家层面上制定了医政管理、医疗服务管理等一系列法律、法规、核心制度、规范、标准，为了更好地落实国家的相关规定，建立和完善我省医政管理及医院建设管理的规范，自上世纪80年代开始，原江苏省卫生厅先后组织编写了《病历书写规范》等多部医政管理规范、临床操作常规、诊疗技术标准；2002年起，原江苏省卫生厅又对已有规范等进行了梳理，结合江苏医政、医院工作实际，委托省医院协会组织进行大面积修改、重编、补缺，到2009年，相继出台了23部医政管理规范，形成系列而广泛应用于医疗行业。多年的实践证明，这些规范、常规、标准具有较强的科学性和实用性，对加强医院科学管理、提高医疗护理质量、保障医疗安全，发挥了良好作用，并成为医疗机构和医务人员依法执业、规范行为的重要依据，成为医院工作科学化、标准化、精细化、信息化的重要保证。

随着时代的进步，医学科学技术日新月异，群众医疗服务需求不断提高，医疗卫生法律法规体系进一步健全，在实际执行规范、常规、标准等的过程中，其中有的不合时宜的内容已经作了调整，形成了一些新的规范、常规和标准。为此，江苏省卫生和计划生育委员会继续委托省医院协会，组织专家对这些规范进行再修订、再出版。再版后的医政管理系列规范不仅涵盖现行的医疗卫生法律、法规、规章、规范、常规、标准等，还注重吸取临床、医技以及管理等各专业领域的新理论、新技术、新成果，既与医院实际工作相结合，又考虑到行业发展前景，具有较强的操作性，能较好满足医政管理和临床工作的需要,内容更全、更新、更细、更实。再版的医政管理系列规范将继续成为我省广大医政管理工作者、各级各类医疗机构和广大医务工作人员今后一段时期工作的指南、行为的遵循,对于深化医院各项改革、促进医疗机构发展、提高医疗质量水平、规范医务人员行为、保障医疗安全等进一步发挥重要作用。同时也可作为医学院校卫生管理、医政管理以及临床、医技和护理等专业教学的参考用书。

衷心感谢支持、参加医政管理系列规范修订再版的医政、医院管理者以及各专业专家、教授。在修订再版过程中,由于受水平等诸多因素限制,难免有不足之处,敬请提出宝贵意见和建议。

江苏省卫生和计划生育委员会主任　王咏红

2015 年 1 月

第一版序言

医政管理规范、临床操作常规、诊疗技术标准是医院工作和医务人员医疗行为的重要依据,是医院工作科学化、规范化、制度化、标准化的重要保证。自 20 世纪 80 年代初以来,江苏省卫生厅陆续出台了《病历书写规范》等多部医政管理规范、临床操作常规和诊疗技术标准。多年的实践证明,这些规范、常规、标准具有一定的科学性和实用性,对加强医院科学管理、提高医疗护理质量、保障医疗安全,发挥了良好作用。面对医疗卫生法律法规逐步健全,当代医学科学技术迅猛发展,先进临床诊疗技术的广泛应用,医学模式转变,人民群众医疗服务需求不断提高等新形势,原有的规范、常规、标准有不少不相适应之处,急需进行修订、完善。为此,江苏省卫生厅在原有规范和广泛征求意见的基础上,组织有关专家,历时一年多修改、编写了医政管理规范、临床操作常规和诊疗技术标准,并将陆续出版发行。这一系列规范、常规、标准除了在文字上力求精练、明确外,在内容上尽量体现"全面、新颖、实用"三大特色。所谓"全面",是指内容涵盖了现有施行的医疗卫生法律、法规、规章、规范、常规、标准;所谓"新颖",是指吸取了临床、医技等各学科、领域的新理论、新技术、新成果,适应了医疗卫生管理法律、法规的新规定、新要求、新举措;所谓"实用",是指从当前医院管理和临床、医技工作的实际出发,力求切实可行,同时又适当考虑到发展的前景,既立足江苏,又面向全国,以便更好地适应医政管理和医院工作的需要。这一系列的规范、常规和标准,是各级医政管理工作者、各级各类医院和广大医务人员今后一段时期工作的指南、行为的向导、管理的规范、诊疗的依据,对深化医院各项改革、加强医院科学管理、提高医疗技术水平、规范医务人员行为、保障医疗安全必将发挥重要作用。同时,这一系列规范、常规和标准也可作为医学院校卫生管理专业、临床、医技和护理等专业老师、学生教学参考用书。

　　由于修订、编写的水平等诸多因素限制，难免有未尽之处，敬请提供意见，以便进一步完善、提高。对参加修订、编写的各位医政和医院管理工作者、临床专家、教授的辛勤劳动和奉献精神，在此深表谢意！

唐维新

2002 年 11 月

再版前言

　　院前医疗急救是社会保障体系的重要组成部分,是为人民群众提供的基本医疗服务和公共卫生服务。随着社会的进步、经济的发展、人民群众对院前急救服务需求的提高,特别是近年来各级政府的重视和投入以及院前医疗急救相关新政策、新标准等陆续出台,我省的院前急救事业得到了长足的发展。特别是 2012 年江苏省卫生厅等 4 个厅办联合印发了《江苏省急救医疗体系建设发展"十二五"规划》,明确指出,到 2015 年,我省要初步建成"机构健全、设施配套、装备精良、信息通畅、反应快捷、服务良好、省市县三级院前急救医疗服务网络与各级医疗机构紧密结合、覆盖全省城乡的基本现代化急救医疗服务体系"。为实现这一目标,原《急救医疗中心(站)建设管理规范》(2004 年版)中部分内容已经不能适用于当前我省院前急救事业的建设发展需求。在这种形势下,江苏省医院协会、江苏省医院协会急救中心(站)分会受江苏省卫生厅的委托,自 2013 年 3 月起组织全省从事院前急救工作的专家和长期奋战在一线、经验丰富的工作人员,组成编写小组,对《急救医疗中心(站)建设管理规范》重新进行修订,经多次会审,几经易稿,方定稿成文。

　　新版的《急救医疗中心(站)建设管理规范》,在对照国内外先进水平,结合我省院前医疗急救发展实际情况基础上,力求具有科学性、前瞻性、实用性和可操作性。因我省各地区条件不同,院前医疗急救的运行模式不同,因此,各地应因地制宜,根据当地的实际情况参照执行。我们希望,随着院前医疗急救事业的蓬勃发展,《急救医疗中心(站)建设管理规范》也在发展中不断得到补充和完善。

新版《急救医疗中心（站）建设管理规范》，是全省同行共参与、发挥各地专业所长、取集体智慧共同创作所成。随着医改的不断深化，院前医疗急救管理水平的不断提高，《急救医疗中心（站）建设管理规范》仍会面临新的问题，加上由于修订、编写水平等诸多因素的限制，难免有未尽之处，我们诚挚地希望各位读者和同道给予批评指正，以便今后进一步修订，使之更臻完善。

在《急救医疗中心（站）建设管理规范》修订过程中，得到了江苏省医院协会、江苏省医院协会急救中心（站）分会、南京市急救中心、无锡市急救中心、徐州市急救中心、常州市急救中心、苏州市急救中心、南通市急救中心、连云港市急救中心、淮安市急救中心、盐城市急救中心、扬州市急救中心、镇江市急救中心、泰州市急救中心、宿迁市急救中心等单位的支持，在此一并表示感谢。

编　者

2015 年 1 月

第一版前言

　　院前急救是急诊医疗服务体系（EMSS）的重要组成部分。在欧美发达国家，这一体系已充分显示出它的先进性，主要表现在政府高度重视、组织机构完整、急救网络健全、运作快捷高效、深入社区民心，在市民中享有很高的信誉。国外的做法有很多值得我们借鉴和学习之处。与之相比，我国的院前急救事业还存在较大的差距。20世纪50年代末，江苏省各城市纷纷建立的行使院前急救功能的"救护站"已不能适应当今社会发展的需要。因此，大力发展我省院前急救事业已是当务之急，刻不容缓！2002年江苏省政府办公厅转发省卫生厅、省计委、省财政厅"关于加快发展急救医疗事业的意见"文件中明确指出：到2005年，江苏省要初步建成设施配套、装备精良、反应快捷、服务良好的省、市、县三级院前急救医疗服务网络，与各级医疗机构紧密结合，覆盖全省城乡的基本现代化急救医疗服务体系。与实现这一宏伟目标相适应的措施和规范化管理的文件亟待完善。在这种形势下，江苏省医院管理学会受江苏省卫生厅的委托，于2003年5月组织全省从事院前急救工作的专家、领导和在一线工作的经验丰富的人员参加《急救医疗中心（站）建设管理规范》的编写工作。经多次会审，几易其稿，方定稿成文。

　　《规范》根据江苏省实际情况，瞄准国际、国内先进水平，力求《规范》具有前瞻性、科学性、实用性、可操作性。因江苏省各地经济条件不同，各地区亦应根据自己的具体情况参照执行。我们希望：随着院前急救事业的发展，《规范》在发展中不断得到补充与完善。

　　1993年王一镗等编写的《救护站建设管理规范》为江苏省院前急救的建设管理和发展做出了巨大贡献。本规范的编写得益于

《救护站建设管理规范》的很多启示，得益于支持院前急救事业的前辈的指导。应该说，前、后两本《规范》是我省院前急救事业发展过程的有力见证。

  《规范》为集体创作，众人合撰，重复、赘述、不妥之处在所难免。我们诚恳地希望各位读者和同道给予指教。

江苏省卫生厅
2002 年 10 月

目　录

第一章 性质和任务

第一节 性 质

院前医疗急救是由急救医疗中心(站)和承担院前医疗急救任务的网络医院按照统一指挥调度,在患者送达医疗机构前,在医疗机构外开展的以现场抢救、转运途中紧急救治以及监护为主的医疗活动;是一门集全科医学、急救医学及灾难医学等为一体的独立学科,是急诊医疗服务体系(EMSS)、公共卫生应急保障体系的重要组成部分。

急救医疗中心(站)是政府举办的非营利性、公益性的全额拨款公共卫生事业单位。一个设区的市只能设置一个急救中心,一个县(市)只能设立一个急救医疗站;一个市只能有一个特服号码"120",实行统一调度指挥。其他任何单位和个人不得设置其他任何形式的院前医疗急救特服电话。

急救医疗中心(站)及院前医疗急救体系的建设,应由各级政府负责。各级政府应根据当地国民经济和社会发展需要,制定本地区急救体系建设发展专项规划,并把其纳入区域卫生事业发展规划和医疗机构设置规划,按照标准,统筹安排、整合资源、合理配置、提高效能。急救体系的建设、发展所需经费应纳入各级政府财政预算,确保与当地社会经济同步协调发展,与当地急救服务需求相适应。各级政府应为院前医疗急救机构配备足够的人员、车辆和经费,以充分体现民生优先的公益性质。

市级急救医疗中心应当独立建制,具备独立的法人资格。院前医疗急救的运行模式应以"院前急救型"为主导,可适当选择具备一定条件的医疗机构承担院前医疗急救任务,共同构建本地区的院前医疗急救网络。其他模式的急救医疗中心应逐步向"院前急救型"运行模式过渡或转变。因地域或者交通原因,设区的市院前医疗急救网络未覆盖的县(县级市)急救医疗站,应独立建制或依托于当地综合性医院,具备独立法人资格。

省级卫生行政部门负责全省院前医疗急救体系的规划、建设、监督管理。市、县(市)卫生行政部门负责本辖区院前医疗急救体系的规划、建设、监督管理。

第二节 任 务

1. 在当地卫生行政部门的领导下,具体负责实施本地区院前医疗急救工作。急救医疗中心(分站)、急救医疗站(点)应有与任务和需求相匹配的足够的值班人员和车辆,合理调配,实行 24 小时服务制度。

2. 受当地卫生行政部门委托,开展对下级急救医疗站(点)的业务指导和行业管理工作。

3. 承担本地区日常危、急、重伤病员在送达院内前,在院外开展的以现场抢救和转运途中紧急救治以及监护为主的医疗服务工作。

4. 承担本地区重、特、大突发公共事件的应急医疗救援工作。

5. 承担本地区大型会议、重要活动的现场急救和医疗保障任务。

6. 按照《院前医疗急救诊疗常规和技术操作规范》的规定,制定本地区院前医疗急救工作规范、质量监督控制考核标准及相关管理制度。

7. 收集、整理和保存与院前医疗急救相关的急救信息,执行信息和资料的登记、汇总、统计和报告制度。

8. 定期组织对院前医疗急救人员进行急救业务指导、培训和考核,开展科研和学术交流活动,引进、推广和普及急救新技术、新项目。

    9. 开展宣传教育工作,普及急救常识,增强公众急救意识和自救互救能力。

第二章　设　置

第一节　设置原则

院前医疗急救机构的名称应统一设置：设区的市称为急救医疗中心，其分支称急救医疗分站（简称分站）；县（市）称为急救医疗站，其分支称急救医疗点（简称点）。

急救医疗中心及分站，急救医疗站及点的设置和布局，应根据所在地区医疗机构设置规划，结合当地的服务人口、服务半径、交通状况、经济水平、重点区域等综合条件由县级以上卫生行政部门按照就近、安全、迅速、有效的原则设立，实行统一规划、统一设置、统一管理。未经县级以上卫生行政部门批准，任何单位及其内设机构、个人不得使用急救医疗中心（站）的名称并开展院前医疗急救工作。急救医疗中心（站）的设置、审批和登记，应按照江苏省《医疗机构管理条例》、《江苏省实施〈医疗机构管理条例〉办法》等有关规定执行。

省会城市应设省级急救医疗中心（可以单独设立或与所在城市急救中心合署办公），负责全省的急救医疗业务指导、质量控制、人员培训、急救咨询、重大突发公共事件的应急指挥和协调；协助省级卫生行政部门对全省院前医疗急救医疗机构进行管理。

急救医疗中心及分站按城市的实际情况设置，原则上按每10万～15万人口设一个分站，其服务半径约为3～5公里，人口密集的地区，服务半径可适当减小。

县（市）急救医疗站及点按当地的实际情况设置，原则上每15万～20万人口设一个点，其服务范围约为18～50平方公里。人口密集的地区，可适当增设站点。

第二节 车辆及人员设置

1. 设区的市按每 4 万人(含常住及流动人口)配 1 辆救护车。县(市)每 5 万～8 万人配 1 辆救护车。

2. 每辆车至少有 1 名医生、1 名护士、1 名驾驶员、1 名担架员。有条件的地区可配 2 名担架员。

3. 急救医疗中心(站)的人员总编制应根据应配救护车数量设置,原则上按 1 辆救护车配备 5 人。

4. 人员岗位设置应符合当地人社部门的要求,并适应院前医疗急救的发展需求。一般设专业技术岗位(包括医疗、护理、医疗救护员等)和非专业技术岗位(行政管理、后勤保障、驾驶、调度等)两种,按比例设岗。专业人员的配备应遵循下列原则:医师与救护车至少按 1.4∶1 配备;驾驶员与救护车至少按 1.3∶1 配备;护士与救护车至少按 1∶1 配备;担架员与救护车至少按 1∶1 配备;医疗救护员与救护车至少按 1∶1 配备。

第三节 组织机构设置

1. 急救医疗中心设主任 1 名,副主任 1～2 名,急救医疗站设站长、副站长 1～2 人。

2. 急救医疗中心的职能部门设置应与院前医疗急救发展需求相适应,一般设有"一室三科",即办公室、急救科、车管科、通信调度科,有条件的可增设信息科、质量控制科、科教培训科、组织人事科及后勤财务科等其他科室。

3. 急救医疗站的职能部门,应根据当地实际情况,设立职能管理科室,如办公室、急救科、车管科及通信调度科。

第三章　建筑要求

第一节　建设原则

1. 急救医疗中心(站)建设应按照立足当前、考虑发展、适度超前的原则,处理好发展与需求的关系。

2. 急救医疗中心(站)建设应遵守国家现有标准、规范和定额、指标的规定。

3. 急救医疗中心、急救站宜紧靠主要交通干道,出口通畅,便于车辆迅速出行。急救分站、点宜靠近城市主要居民住宅区、重点区域、交通要道,宜远离易燃、易爆设施。

第二节　建设标准

1. 急救医疗中心(站)建筑应贯彻经济、适用、在可能条件下注意美观的原则,根据当地的经济条件和实际需求确定。

2. 急救医疗中心(站)主体建筑宜采用钢筋混凝土结构,其建筑抗震烈度应在该地区抗震设防烈度的基础上提高一度。

3. 急救医疗中心(站)的建筑装修和环境设计,应体现简洁明快的特点,重要用房的室内装修材料均应采用燃烧性能等级 A 级装修材料。

4. 急救医疗中心(站)的供电设施应安全可靠并确保不间断供电,宜采用双路电源供电。不能保证持续供电的地区,应配备辅助电源。重要部门如调度机房等应有应急电源系统(UPS)。

5. 急救医疗中心(站)的建筑防火等级不应低于二级。一般用房应采用不燃烧体隔墙,其耐火极限为 1 小时,调度中心、库房等重要用房应采用耐火极限为 2 小时的不燃烧体隔墙,其隔墙上的门窗应采用乙级防火门窗;车库应按汽车库消防设计规范有关条款执行;消防设施的配置应遵守国家有关建筑防火设计规范的规定。

6. 急救医疗中心(站)主体建筑必须设置完善的避雷设施。各项防直击雷设施性能指标应符合国家规范的技术要求。

7. 污染防控措施如大气环境、水环境、声环境、固体废物等处理应符合国家环保要求。

8. 救护车车库包括车道的室内净高宜大于 3.2 米。

9. 有条件的急救中心可设置直升机停机坪。

10. 有医疗废弃物暂存场所,具备医疗污水处理能力。

第三节　总体设计

急救医疗中心(站)的建筑应根据功能、任务和急救工作的特点进行独立设计,应配有专用车库、检修场所、通讯调度和行政办公用房等、后勤保障生活用房等。各种用房结构应根据急救医疗中心(站)的特点,进行合理设计和布局,以利于提高工作效率和服务质量,并预留扩建和发展空间。道路设计应与建筑设计相适应,以出行便捷、通畅为原则。规划时,要从实际出发,根据需要与可能、当前与长远相结合的原则,在遵循城市总体规划的前提下,进行一次设计、分步实施。

一、地址选择

1. 应纳入城市建设总体规划和区域卫生规划,并应根据当地人口密度、服务半径、任务与规模等确定。

2. 要充分依托城市公共事业设施系统,供电、供水和下水道等应以“方便”为原则。

3. 环境尽可能安静,与托儿所、幼儿园、中小学、影剧院等人口密集区保持一定距离,远离易燃火区,避开化工生产区。

4. 要注意日照通风,保证车辆有足够的回旋余地,有绿化地带,同时要根据发展计划预留必要的扩建余地。

5. 应考虑地质和地下水位情况。地下水位宜低于楼房基础以下 0.5 m,以防影响下水排泄和底层室内温度。

二、用地面积

设区的市急救中心用地面积不得少于 12 000 平方米,县(市)急救站用地面积不得少于 6 000 平方米。急救中心(站)的容积率不宜大于 1.5,建筑密度＜35％。

三、建筑面积

设区的市急救中心建筑面积不低于 8 000 平方米,县(市)急救站建筑面积不低于 4 000 平方米。

四、建筑布局

1. 车库、检修场所、行政办公用房、洗涤消毒场所、生活及辅助用房、活动场地、道路、绿化等应根据地形的具体情况合理规划。

2. 区域的划分合理,要保证车辆有足够的活动范围,各区域的间隔距离要适度,互不干扰,做到既不浪费土地空间,又有充足的绿化。

3. 日照、通风在建筑布局时要根据具体情况予以考虑,尽可能采用自然光。各建筑物之间的距离要有充分的日照及便于通风,避免各部门之间的干扰。

4. 为防止院内感染和疫情传播,应有相对独立的传染病转运消毒隔离区设施,以确保正常急救和疫情防治两分开两不误。

5. 各种用房满足功能需求。

五、分站(点)建筑要求

原则上每个分站应根据规模和任务选择合适地点建筑 3～4 间车库、1 间物资库、1 间办公室、2～3 间值班室,留有救护车活动场地,有独立的进出通道,占地面积 600～800 平方米,建筑面积 600～1 000 平方米。亦可利用相应医疗资源整合,建立满足功能需求的分站。

第四章　人才队伍建设

第一节　管理人员

一、急救医疗中心(站)主任(站长)

【基本素质】

1. 具有本科及以上学历。

2. 具有中级及以上专业技术职称。

3. 有强烈的责任心和事业心,热爱院前医疗急救事业,敬业爱岗,勇于奉献。

4. 作风正派,清正廉洁,办事公道,以身作则。

5. 身体健康。

【能力要求】

1. 熟悉院前医疗急救业务和医疗卫生法律法规。

2. 了解通信调度系统基本功能及一般维护知识。

3. 具有较强的行政管理、组织协调能力。

4. 具有较强的突发事件应急指挥处置能力。

5. 具有一定财务管理、规划等综合能力。

6. 具有一定外语水平和办公自动化应用能力。

7. 具有一定车辆管理能力。

二、办公室主任

【基本素质】

1. 具有本科及以上学历。

2. 敬业爱岗,有较强的责任心和事业心。

3. 工作认真,清正廉洁,作风正派,办事公道。

4. 身体健康。

【技能要求】

1. 具有较强党务工作、文秘及档案管理工作能力。

2. 初步掌握通信调度系统功能和单位网站的管理技能。

3. 具有较强的行政管理、组织协调和调解能力。

4. 具有较强的对外交往和与媒体沟通能力。

5. 具有一定办公自动化管理技能和信息收集、整理分析能力。

6. 具有一定人力资源管理能力，熟悉劳动用工法律法规。

7. 了解院前医疗急救五大技术。

8. 了解一定车辆管理知识。

三、通信调度科长

【基本素质】

1. 具有大专及以上学历。

2. 敬业爱岗，有较强的责任心和事业心。

3. 工作认真，清正廉洁，作风正派，办事公道。

4. 取得普通话三级甲等及以上证书。

5. 身体健康。

【技能要求】

1. 熟悉通信调度系统基本功能，了解系统软硬件的操作使用和日常维护技能。

2. 了解急救医学专业知识和院前医疗急救五大技术，能进行初步医学指导。

3. 具有对本科室人员进行业务指导和专业培训的能力。

4. 具有一定的科室管理和综合协调能力。

5. 具有一定办公自动化应用技能。

6. 具有一定的英语对话能力。

7. 熟悉辖区地形、地图和主要道路。

四、车管科长

【基本素质】

1. 具有大专及以上学历。

2. 敬业爱岗,有较强的工作责任心和事业心。

3. 作风正派,办事公道,以身作则,廉洁奉公。

4. 具有 10 年以上驾龄,安全行车记录良好。

5. 身体健康。

【技能要求】

1. 具有熟练的驾驶技能。

2. 熟悉车辆维修保养和档案管理,掌握车辆技术状况。

3. 具有组织本科室人员业务学习和培训的能力。

4. 具有行车安全、油材料管理和行风管理的能力。

5. 了解院前医疗急救五大技术。

6. 熟悉辖区地形、地图和主要道路。

五、急救科长

【基本素质】

1. 具有医学类本科及以上学历。

2. 具有中级及以上专业技术职称。

3. 敬业爱岗,热爱院前医疗急救事业,有较强的责任心和事业心。

4. 具有良好的职业道德,作风正派,以身作则,廉洁奉公。

5. 身体健康。

【技能要求】

1. 具有丰富的院前医疗急救专业知识,能解决日常院前医疗急救中的疑难问题。

2. 具有突发事件的现场医疗救治和组织能力。

3. 熟练掌握随车医疗设备使用和简单故障的排除。

4. 有较高的医学专业学术水平和带教培训能力。

5. 有较强的科室管理和组织协调能力。

6. 熟悉医疗相关法律法规,具有一定处理医疗投诉和调解纠纷的能力。

7. 熟悉当地地形、地貌。

六、后勤(总务)科长

【基本素质】

1. 具有大专及以上学历。

2. 敬业爱岗,吃苦耐劳。

3. 清正廉洁、不谋私利。

4. 身体健康。

【技能要求】

1. 具有一定的物资管理能力和计划能力。

2. 熟悉水、电、气、空调、消防设施等管理知识。

3. 具有保障工作知识,能动手解决一般性问题。

4. 具有科室管理能力。

5. 具有一定办公自动化应用技能。

七、财务科长

【基本素质】

1. 具有大专及以上学历。

2. 具有会计师及以上专业技术职称。

3. 敬业爱岗,有责任心和事业心。

4. 作风正派,清正廉洁,办事公道。

5. 身体健康。

【技能要求】

1. 具备财务、预算管理能力。

2. 熟悉财经法规,具有较强的内部审计能力。

3. 具有较强的会计专业理论水平和业务能力。

4. 具有较强的科室管理能力。

5. 掌握办公自动化应用和会计电算化技能。

第二节　专业人员

一、调度员

【基本素质】

1. 具有大专及以上学历。

2. 具有计算机一级及以上专业证书。

3. 敬业爱岗,作风正派,有较强的责任心。

4. 具有普通话三级甲等及以上证书。

5. 身体健康。

【技能要求】

1. 能熟练使用"120"指挥调度系统及相关设备。

2. 有熟练的计算机操作技能。

3. 具有一般英语对话能力。

4. 了解急救医学常识。

5. 态度和蔼、口气平和,问话要简明扼要。

6. 有较强的记忆力,熟悉本地地形、地貌、地图和主要道路。

二、医生

【基本素质】

1. 具有医学类本科及以上学历。

2. 具有执业医师资格。

3. 敬业爱岗,有较强的责任心和事业心。

4. 具有良好的职业道德。

5. 身体健康。

【技能要求】

1. 具有丰富的院前医疗急救专业知识,能及时识别和处理各种危、急、重病人。

2. 熟练掌握院前医疗急救五大技术。

3. 熟练使用监护型车载抢救医疗设备。

4. 熟悉当地医疗机构及特色和医疗机构分布状况,科学合理分流病人。

5. 具有一定的计算机应用、英语对话能力。

6. 熟悉当地地形、地貌和主要道路。

三、护士

【基本素质】

1. 具有本专业大专或以上学历。

2. 敬业爱岗,有较强的责任心。

3. 具有良好的职业道德。

4. 身体健康。

【技能要求】

1. 具有较强的院前医疗急救专业知识。

2. 熟练掌握院前医疗急救五大技术。

3. 熟练掌握快速建立静脉通道等操作技能。

4. 熟练掌握车载医疗设备的使用。

5. 具有一定计算机应用及英语对话能力。

6. 熟悉当地医疗机构分布状况。

四、驾驶员

【基本素质】

1. 具有高中及以上学历。

2. 具有 3 年以上驾龄、B 照及以上。

3. 敬业爱岗、能吃苦耐劳、热爱院前医疗急救事业。

4. 身体健康。

【技能要求】

1. 有熟练的驾驶技术。

2. 能完成一般车辆的维护保养,熟悉车况。

3. 了解院前医疗急救五大技术。

4. 熟悉当地医疗机构分布状况。

5. 熟悉当地地形、地图和主要道路。

五、担架员

【基本素质】

1. 具有初中以上学历。

2. 男性,60周岁以下,身高170cm以上,身体健康强壮,胜任岗位要求。

3. 敬业爱岗,吃苦耐劳,有较强的责任心。

4. 具有良好的职业道德和人际沟通能力。

【技能要求】

1. 了解院前医疗急救基本技术。

2. 熟悉当地医疗机构分布状况。

3. 熟悉当地地形、地图和主要道路。

4. 熟练掌握各类担架使用技术和伤病员的转运照顾技能。

六、医疗救护员

【基本素质】

1. 具有高中以上学历,取得医疗救护员职业资格证书及培训合格证书。

2. 男性,50周岁以下,身体健康强壮,胜任岗位要求。

3. 敬业爱岗,吃苦耐劳,有较强的责任心。

4. 具有良好的职业道德和人际沟通能力。

【技能要求】

1. 对常见急症进行现场初步处理。

2. 对患者进行通气、止血、包扎、骨折固定等初步救治。

3. 搬运、护送患者。

4. 现场心肺复苏。

5. 在现场指导群众自救、互救。

第五章 医疗设备、药品配备

第一节 医疗设备、药品配备原则

急救医疗设备、器械应根据国家卫生和计划生育委员会的要求配置，如院前医疗急救需求和经济允许可适当增加，同时也要注意充分发挥其作用、效率和效益。在选购时要遵照技术先进、经济合理、使用方便（重量轻，体积小，性能稳定，携带方便，尽可能使用充电电池或直流电）的原则，器械要具有抗振动、耐温差变化的良好性能。

一次性医疗耗材要尽量选购小包装、经过消毒的，以便于能较长时间保存。

急救药品应根据国家卫生和计划生育委员会制定的相关要求配备，单元药品应充足。救护车基本药品的配置要求是维持呼吸和循环、止血、止痉、止痛、止喘等，尽量选择使用方便、起效快的药物。

第二节 普通型救护车药品配备标准

品　名	规　格	数　量
盐酸肾上腺素	1 mg/支	10
异丙肾上腺素	1 mg/支	5
尼可刹米（可拉明）	0.375 g/支	5
洛贝林	3 mg/支	5
多巴胺	20 mg/支	5
间羟胺（阿拉明）	10 mg/支	5
呋塞米（速尿）	20 mg/支	5

品　名	规　格	数　量
去乙酰毛花苷(西地兰)	0.4 mg/支	5
地西泮(安定)	10 mg/支	5
非那根(异丙嗪)	25 mg/支	2
氨茶碱	0.25 g/支	2
阿托品	1 mg/支	5
地塞米松	5 mg/支	2
止血敏	0.25 g/支	4
碘解磷定	0.4 g/支	2
复方氨基比林	2 ml/支	2
灭吐灵	10 mg/支	2
硝酸甘油	5 mg/支	2
利多卡因	50 mg/支	5
纳洛酮	0.4 mg /支	5
10%葡萄糖酸钙	10 ml /支	2
25%葡萄糖溶液	2 ml /支	2
50%葡萄糖溶液	20 ml /支	2
5%葡萄糖溶液	250 ml /瓶	5
0.9%氯化钠溶液	250 ml /瓶	5
20%甘露醇	250 ml /瓶	3
麝香保心丸	粒	30
硝酸甘油片	片	10
硝苯地平(心痛定)	10 mg/片	10
冰袋(一次性)	只	5
止痛喷雾剂	瓶	1
安尔碘溶液	60 ml /瓶	适量

注:(1) 同类药物可选择配备,替换使用。

(2) 特殊用药可根据当地情况酌情配备。

第三节　监护型救护车药品配备标准

品　名	规　格	数　量
盐酸肾上腺素	1 mg/支	10
异丙肾上腺素	1 mg/支	10
尼可刹米(可拉明)	0.375 g/支	10
洛贝林	3 mg/支	10
多巴胺	20 mg/支	10
间羟胺(阿拉明)	10 mg/支	10
呋塞米(速尿)	20 mg/支	10
去乙酰毛花苷(西地兰)	0.4 mg/支	5
地西泮(安定)	10 mg/支	10
非那根(异丙嗪)	25 mg/支	5
氨茶碱	0.25 mg/支	5
阿托品	1 mg/支	10
地塞米松	5 mg/支	5
止血敏	0.25 g/支	10
立止血	1 KU/支	5
碘解磷定	0.4 g/支	5
复方氨基比林	2 ml/支	2
灭吐灵	10 mg/支	5
硝酸甘油	5 mg/支	10
利多卡因	50 mg/支	10
异搏定	5 mg/支	10
纳洛酮	0.4 mg/支	10
10%氯化钾	10ml/支	5
10%葡萄糖酸钙	10 ml/支	5

品　　名	规　　格	数　　量
25％葡萄糖溶液	20 ml/支	5
50％葡萄糖溶液	20 ml/支	5
5％葡萄糖溶液	250 ml/瓶	5
0.9％氯化钠溶液	250 ml/瓶	5
20％甘露醇	250 ml/瓶	5
5％碳酸氢钠	250 ml/瓶	2
麝香保心丸	粒	90
硝酸甘油片	片	50
心痛定片	10 mg/片	50
冰袋(一次性)	只	10
止痛喷雾剂	瓶	1
安尔碘溶液	瓶	1

注:(1) 同类药物可选择配备,替换使用。

(2) 特殊用药可根据当地情况酌情配备。

第四节　普通型救护车器械配备

品　　名	规　　格	数　　量
急救箱(包)	只	1
血压计	只	1
听诊器	副	1
敷料剪	把	1
手电筒	把	1
镊子	把	1
止血钳	把	1
止血带	条	1

品　名	规　格	数　量
砂轮片	只	1
体温表(口表)	支	1
体温表(肛门)	支	1
绷带	卷	2
三角巾	条	2
敷料(大、中、小)		若干
胶布	卷	1
棉签	包	2
氧气瓶(固定在车上)	个	1
氧气袋	个	1
给氧鼻导管	根	2
简易产包(含消毒手套)	个	1
5 ml注射器(一次器)	副	5
20 ml注射器(一次器)	副	2
静脉输液器	副	5
开口器	副	1
压舌板	副	1
拉舌钳	副	1
吸引器	台	1
气管插管(含喉镜)	套	1
简易气囊面罩呼吸器	套	1
心电图机	台	1
夹板或负压式骨折固定气垫	副	1
颈托	副	1
快速血糖测定仪	台	1
移动式担架床	副	1
铲式担架	副	1

注:(1) 同类器械和耗材可选择配备,替换使用。

(2) 特殊器械和耗材可根据当地情况酌情配备。

第五节　监护型救护车器械配备

品　名	规　格	数　量
急救箱(包)	只	1
血压计	只	1
听诊器	副	1
敷料剪	把	1
手电筒	把	1
镊子	把	1
止血钳	把	1
止血带	条	1
砂轮片	只	1
体温表(口表)	支	1
体温表(肛门)	支	1
绷带	卷	10
弹力绷带	卷	2
三角巾	条	5
敷料(大、中、小)		若干
胶布	卷	1
棉签	包	2
氧气瓶(固定在车上)	只	1
氧气袋	只	1
给氧鼻导管	根	10
简易产包(含消毒手套)	个	1
5 ml注射器(一次器)	副	10
20 ml注射器(一次器)	副	5
60 ml注射器(一次器)	副	2

品　　名	规　格	数　量
环甲膜穿刺针	支	2
静脉输液器	副	10
开口器	副	1
压舌板	副	1
拉舌钳	副	1
吸引器	台	1
气管插管（含喉镜）	套	1
简易气囊面罩呼吸器	套	1
呼吸机	台	1
口对面罩吹气管	套	1
心电图机	台	1
心脏除颤仪	台	1
监护仪	台	1
无创性血压脉搏监护仪	台	1
心肺复苏器	台	1
夹板	副	1
负压式骨折固定气垫	副	1
颈托	副	1
颈托式颈部固定器	副	1
快速血糖测定仪	台	1
污物桶	只	1
移动式担架床	只	1
铲式担架	副	1
软担架	副	1

注：(1) 同类器械和耗材可选择配备,替换使用。

(2) 特殊器械和耗材可根据当地情况酌情配备。

第六节 其　他

1. 急救医疗中心(站)应按照实际需要配备各类特种防护服、头盔和反光背心等特需装备。
2. 救护车应配备绿、黄、红、黑四色检伤分类卡若干。

第六章　医疗规范

第一节　急救病历格式

_____市急救中心院前医疗急救病历

病种类别：　　　　　　药物过敏：　　　　　　病历编号：

接令 时间		出车 时间		到达现 场时间	离开现 场时间	送达医 院时间	病历书 写时间	

姓名：		性别：□男　□女	年龄：		职业：	

接诊地址：　　　　　　　　　　　联系/接警电话：

现场：□ 1. 家庭　2. 工作地　3. 医院　4. 道路　5. 交通工具　6. 宾馆　7. 公共
　　　场所　8. 其他

主诉：　　　　　　　　　　　（□ 患者自述　□ 他人代诉）

现病史：(诱因或/和发病情况，主要症状特征，伴发症状，有鉴别意义的阳性、阴性症
状，本次发病后曾经治疗的情况)

体格检查：T＿＿＿℃ P＿＿＿次/分　R＿＿＿次/分　BP＿＿＿mmHg
神志：＿＿＿　瞳孔：左＿＿＿mm　右＿＿＿mm　对光反射(灵敏、迟钝、消失)
皮肤、黏膜：(正常、湿冷、苍白、黄染、发绀、水肿)
专科情况：

其他检查：血糖＿＿＿mmol/L　SaO₂＿＿＿%　其他＿＿＿＿＿＿
　　　　　心电监护(图)＿＿＿＿＿＿＿＿＿＿＿＿＿＿＿＿＿

初步诊断：

病情判断：□ 濒危　□ 危重　□ 急症　□ 非急症　□ 死亡

急救处置：□心电图　□血糖监测　□鼻导管吸氧　□面罩吸氧　□气管插管　□CPR
　　　　　□电除颤　□心电监护　□机械通气　□止血　　　□包扎　　　□固定
　　　　　□复位　　□清创　　　□吸痰　　　□胸穿　　　□腹穿　　　□导尿
　　　　　□洗胃　　□接生　　　□其他：　　□ 药物治疗：

病情转归：□ 显效　□ 有效　□ 无变化　□ 恶化　□ 死亡：(□ 现场　□ 途中)

出诊结果：□ 拒绝治疗　□ 现场治疗　□ 途中治疗　□ 送往医院　□ 拒绝送院

送达医院名称：

出诊医生：	出诊护士：	驾驶员：

类别：1. 心搏骤停；2. 创伤；3. 非创伤外科急诊；4. 心血管系统疾病；5. 神经系统疾病；
　　　6. 呼吸系统疾病；7. 消化系统疾病；8. 内分泌系统疾病；9. 妇产科；10. 儿科；11. 传
　　　染病；12. 理化中毒；13. 耳鼻喉科；14. 精神科；15. 其他

院前医疗急救知情同意书

院前医疗急救是医疗急救在医疗机构外的服务延伸,是一项特殊的医疗急救服务。经院前急救医师的初步检查后考虑患者为_____。

经急救医师谨慎评估,目前病情属:□稳定 □病危 □死亡。

我们将根据相关法律法规和医疗急救原则,采取包括现场紧急处置、搬运、转运监护等紧急救治措施。由于病情变化和其他不可抗拒因素等特殊原因,在转运、救治过程中可能出现病情加重甚至死亡等可能。根据院前医疗急救服务方式,我们将按照"就近、就急、满足专业需要、兼顾患者意愿"的原则,拟送往_____医院;或由公安□、民政□或其他部门□处理。患者或患者家属表示同意和理解。

但患者方及患者家属基于自身因素考虑,提出下列要求,可能导致患者延迟抢救、病情加重甚至死亡等严重后果,经说服无效,结合院前医疗急救中"兼顾患者意愿"的原则,尊重患者方及患者家属的意见,由此引起的后果由患者方及患者家属负责,患者方及患者家属表示同意和理解。

1. 患者方坚持要求送往_____医院(病情危重,影响患者生命除外);

2. 患者方坚持要求立即转运,不同意进行现场应急处置;

3. 患者方坚持要求立即转运,不同意采取相应的检查措施;

4. 患者方坚持要求立即转运,不同意采取一般治疗措施;

5. 患者方根据自身情况,拒绝送往医疗机构治疗;

6. 其他原因:

患者方签名:　　　　　与患者关系:　　　　　日期:　年　月　日

病情已如实告知患者方,患者方拒绝就上述知情事项予以签字。

急救医师:　　　　　急救护士:　　　　　日期:　年　月　日

院前-院内交接记录

一、联动情况:　□是　□否"三无人员"　　报警　　□是　□否

　　　　　　出警派出所或交警队:_____　　其他_____

二、导管留置情况:□外周静脉　□中心静脉　□气管导管　□吸氧管　□导尿管

　　　　　　　　□胃管　　　□胸引　　　□腹引　　　□PICC　　□其他:

三、已做急救措施:□吸氧　□口咽管/气管插管　□心肺复苏　□输液　□监护

　　　　　　　　□包扎　□固定　　　　　□吸痰　　□其他:

四、已用药物:

五、交接时意识状态:□清醒　□嗜睡　□意识模糊　□浅昏迷　□昏迷　□抽搐

六、生命体征:T____℃　P____次/分　R____次/分　BP____mmHg

　　　　　SpO$_2$____%

　　　　　接诊医护人员签名:　　　　　交接时间:　　时　　分

类别:1. 创伤;2. 心搏骤停;3. 心血管系统疾病;4. 神经系统疾病;5. 呼吸系统疾病;6. 消化系统疾病;7. 内分泌系统疾病;8. 产科;9. 儿科;10. 传染病;11. 中毒;12. 物理化学伤害;13. 其他

第二节　院前医疗急救病历书写基本要求

院前医疗急救病历是集病案实录、救治措施、告知签字、法律凭证、统计归类、特殊情况记载等于一身的实时记录。

一、院前医疗急救病历书写内容

1. 院前医疗急救病历组成

（1）一般项目：包括医院和急救中心（站）名称、病案编号、出车时间、接诊时间、到达医院时间、病历完成时间、患者姓名、性别、年龄、职业、现场地点、送往地点、联系电话、病史提供人等。

（2）病案表格：包括疾病类型、病情判断、病情转归、出诊结果。

（3）病历记录：包括主诉、现病史、既往史、药敏史、体格检查、辅助检查、初步诊断、救治处理措施、签名等。

（4）各类文书：知情同意告知单、院前院内交接记录等。

2. 院前医疗急救病历书写范围

凡到达现场见到患者本人，一律要求填写院前医疗急救病历（包括拒绝救治、拒绝送院、转院、死亡等患者）。

二、院前医疗急救病历的具体要求

1. 一般项目

（1）急救中心（站）名称要求注明全称，中文书写。病案编号：年号-病历流水号，如：201300001。也可不分年限统一编号。

（2）时间：出车时间、接诊时间、到达医院时间、病历书写时间如实填写，不得空缺，一律使用阿拉伯数字书写日期和时间，采用24小时制记录。

（3）患者姓名、性别、年龄、职业、接诊地址、住址/单位/联系电话要用文字和数字书写。不能提供患者姓名时，姓名处应书写"无名氏"，如为多个无名氏患者，应书写"无名氏1"、"无名氏2"；年龄不详时需做估计，如：老年、中年、青年、新生儿等；联系人及电话若无,该项应填写"无"或"不详"。

2. 主诉

(1) 书写格式为"主要症状或体征＋时间",高度概括,文字简要。

(2) 主诉多个症状时,应按发生时间先后次序列出。

3. 现病史

现病史是本次疾病从发病至救护车到达病人身边前对疾病的起始、演变、诊疗等全过程的记述,简明扼要。包括诱因或(和)发病情况、主要症状特征、伴发症状、有鉴别意义的阳性、阴性症状、本次发病后曾经治疗的情况、既往史及药物过敏史等。

4. 体格检查

(1) 体格检查项目无法实施或患方拒绝救治,体格检查相关项目也不允许空项,应在相应项目中注明"未查"、"拒绝检查"等,患者不配合的体格检查项目需在该项目中注明"不配合"。

(2) 选择"未查"项目,一定不是此次疾病诊断、鉴别诊断的重要项目。

(3) 专科检查项目应体现出与诊断相关的阳性体征及有鉴别诊断意义的阴性体征。

5. 辅助检查

心电监护(图)、血糖监测、脉氧监测等结果如实填写。未列出的其他检查项目与诊断、鉴别诊断有关的,应在"其他"处记录。

6. 初步诊断

(1) 初步诊断的疾病名称要使用中文书写全称,不能缩写、使用符号或英文(无正式译名的疾病除外)书写。

(2) 凡不能明确初步诊断的,可书写为"××(症状或体征)原因待查";若考虑为某种疾病的可能,在疾病名称后加"?"表示。

(3) 疾病的诊断尽可能完整,几种疾病并存时按主要疾病、并发病、伴发病排列,诊断不明时按疾病的可能性大小排列。

(4) 原则上不允许在未排除器质性疾病的情况下,轻易诊断为功能性疾病。

(5) 首次初步诊断某种疾病时一定要慎重,除非有明确的诊断依据。

7. 急救处置

(1) 如实填写院前对患者采取的救治措施。

(2) 药物应用(包括在其他医疗机构携带液体)必须写明药物名称、剂量、使用途径。

(3) 禁止将院内救治措施记录在院前医疗急救病历中。

8. 各类文书

知情同意告知单、院前院内交接记录等应及时、详细、如实填写,不得缺项。医护签名,要求本人签名,不能代签,签名要求签全名,不能只签姓,不签名。知情同意签字单签名,非患者本人签字的,需注明签字人与患者的关系。责任人拒绝签字时,医生应在"责任人签字:"处用文字加以说明。

9. 院前医疗急救病历书写时间要求

院前医疗急救病历应在当班完成,危重病历应在 6 小时内完成。

第三节 院前医疗急救病历管理规定

1. 院前医疗急救机构应当建立、健全病历管理制度,设置专门部门或配备专(兼)职人员,具体负责本机构病历和病案的管理工作。

2. 院前医疗急救机构应当为患者病案建立规范的标识号码。已经建立电子病历的院前医疗急救机构,应当将病历的标识号码与患者的身份证明编号等相关联,使用标识号码和身份证明号码等均能对病历进行检索。

3. 疾病诊断名称和操作名称的书写应符合 ICD - 10 及 ICD - 9 - CM3 的规范要求。

4. 院前医疗急救机构应当严格病历管理,任何人不得随意涂改病历,严禁伪造、隐匿、损毁、抢夺、窃取、非法借阅病历。防止病历丢失。

5. 院前医疗急救机构应当指定部门或者专(兼)职人员负责受理复印(复制)病历资料的申请。受理申请时,应当要求申请人提供有关证明材料,并对申请材料的形式进行审核。

(1) 申请人为患者本人的,应当提供其有效身份证明;

(2) 申请人为患者代理人的,应当提供患者及其代理人的有效身份证明,以及代理人与患者代理关系的法定证明材料和授权委托书;

(3) 申请人为死亡患者法定继承人的,应当提供患者死亡证明、死亡患者法定继承人的有效身份证明、死亡患者与法定继承人关系的法定证明材料;

(4) 申请人为死亡患者法定继承人代理人的,应当提供患者死亡证明、死亡患者法定继承人及其代理人的有效身份证明,死亡患者与其法定继承人关系的法定证明材料,代理人与死亡患者法定继承人代理关系的法定证明材料和授权委托书;

(5) 申请人为基本医疗保障管理和经办机构的,应当按照相应基本医疗保障制度有关规定执行。

6. 公安、司法、人力资源社会保障、保险及其负责医疗事故技术鉴定的部门,因办理案件,依法实施专业技术鉴定、医疗保险审核或仲裁、商业保险审核等需要,提出审核、查阅或复印(复制)病历资料要求的,经办人员提供以下证明材料后,院前医疗急救机构可以根据需要提供患者部分或全部病历。

(1) 该行政机关、司法机关、保险或者负责医疗事故技术鉴定部门出具的病历的法定证明;

(2) 经办人本人有效身份证明;

(3) 经办人本人有效工作证明(需与该行政机关、司法机关、保险或者负责医疗事故技术鉴定部门一致);

（4）经办人为代理律师的，还应当出具法院立案证明；

（5）经办人为保险机构的，还应当提供保险合同复印件，患者本人或者其代理人同意的法定证明材料；患者死亡的，应当提供保险合同复印件，死亡患者法定继承人或者代理人同意的法定证明材料。合同或者法律另有规定的除外。

7. 院前医疗急救机构可以为申请人复印（复制）的病历资料包括：急救病历、知情同意告知书。

8. 按照《病历书写规范》要求，病历尚未完成的，申请人要求复印（复制）病历时，院前急救机构可以对已完成病历先行复印（复制），在医务人员按照规定完成病历后，再对新完成部分进行复印（复制）。院前医疗急救机构应留存复印（复制）申请记录、复印（复制）内容记录、申请人有效身份证明复印件及其法定证明材料、有效工作证明、单位介绍信、保险合同复印件等。

9. 院前医疗急救机构受理复印（复制）病历资料申请后，由指定部门或专（兼）职人员，将需要复印（复制）病历在指定地点，并在申请人在场的情况下复印（复制）。复印（复制）的病历资料经申请人和院前医疗急救机构双方确认无误后，加盖院前医疗机构证明印记。

10. 申请人复印或复制病历资料，应按照规定缴纳工本费。

11. 依法需要封存病历时，应当在院前医疗急救机构或者其委托代理人、患者或者其代理人在场的情况下，对病历共同进行确认、签封病历复印（复制）件。

院前医疗急救机构申请封存病历时，应当告知患者或者代理人共同实施病历封存；患者或者代理人拒绝或者放弃实施封存的，院前医疗急救机构可以在公证机构公证的情况下，对病历进行确认，由公证机关签封病历复印（复制）件。

院前医疗急救机构负责对封存病历复印（复制）件的保管。开启封存病历应当在签封各方在场的情况下实施。

12. 除涉及为患者提供诊疗服务的医务人员，以及经院前医疗急救机构授权的负责病案管理、医疗管理部门或者人员外,其他任何机构和个人不得擅自查阅患者病历。

其他医疗机构及医务人员因科研、教学需要查阅病历的,应当向院前医疗急救机构提出书面申请,经同意并办理相关手续后方可查阅、借阅。查阅后应当立即归还。查阅的就诊资料不得带离所在的院前医疗急救机构。借阅病历应当在 3 个工作日内归还。院前医疗急救机构及其医护人员禁止以非医疗、教学、研究目的泄露患者的病历资料。

13. 院前医疗急救机构应加强对医务人员进行病历质量教育、普及和推广 ICD-10 和 ICD-9-CM3 编码及其意义的教育;应建立病历质量定期检查、评估与反馈制度,定期检查病历质量;病历质量管理要纳入全面质量管理的范畴。

14. 院前医疗急救机构可以采取符合档案管理要求的各种技术对纸质病历进行处理后保存。病历保存为患者最后一次就诊之日起不少于 15 年。

15. 院前医疗急救机构变更名称时,所保管的病历应当由变更后院前医疗急救机构继续保管。院前医疗急救机构撤销后,所保管的病历可以由各市级卫生行政部门指定机构按照规定妥善保存。

第四节　院前医疗急救的处方管理

一、院前医疗急救处方的类型

院前医疗急救的处方是用于院前医疗急救医师在为患者紧急使用各种药品后,领取或补充药品的凭证,并具有法律稽凭作用的医疗文书。由具备执业医师资格的医师书写。由于院前医疗急救工作的特殊性,其处方不再是药剂工作者为患者调配药品和制剂的依据,仅在执业医师领取或补充车载急救药品时,由药品管理人员对处方进行核对,并依据药品的规格、数量等进行核发。

根据卫生部《处方管理办法》,结合院前医疗急救工作的实际情况,院前医疗急救的处方格式可分为两种类型。

1. 普通型处方

普通类型处方与医疗机构急诊科医师使用的处方相似,处方的规格大小、颜色等基本项目,应符合《处方管理办法》的要求。

××急救中心院前医疗急救处方笺

科别　　　　费别　　　　门诊号　　　　年　月　日

姓名　　年龄　　　岁(月、天)　　　性别　男　女

临床诊断:

R

医师　　　　　　审核　　　　　　金额

调配　　　　　　核对　　　　　　发药

2. 医嘱型处方

医嘱型处方与医疗机构住院患者使用的医嘱单相似,是院前医疗急救医师在为患者使用急救药品后的综合性记录。

××急救中心院前医疗急救处方笺

日期	时间	患者姓名	年龄	性别	临床诊断	医　嘱	医师签名	执行护士签名

二、院前医疗急救处方书写基本要求

1. 处方应当使用黑色签字笔书写,项目应清晰、完整,并与病历记载相一致。

2. 处方字迹应当清楚,不得涂改(包括刮、粘、描、涂等)。若有修改,必须在修改处签名及注明修改日期。麻醉精神药品专用处方不得修改。

3. 开具处方日期必须与实际应用时间一致。

4. 年龄必须写实足年龄,不可写"成"。

5. 药品名称应当使用规范的中文通用名称书写,没有中文名称的可以使用规范的英文名称书写;医师不得自行编制药品缩写名称或使用代号。

6. 书写的药品名称、剂量、规格、用法、用量要准确规范,药品用法可用规范的中文、英文、拉丁文或者缩写体书写,但不得使用"遵医嘱"、"自用"等含糊不清字句,药品剂量与数量一律使用阿拉伯数字书写。

7. 药品用量一般应按照药品说明书中的常用剂量使用,特殊情况需超剂量使用时,应在该药用量后注明原因并再次签名。

8. 每张处方必须注明临床诊断,而且诊断与用药要相符合。

9. 开具处方后的空白处应划一斜线,以示处方完毕。

10. 处方实行医师签名制度。医师开具处方必须本人亲自签名,不准他人代签名。不准事先在空白处方上签名后交他人代开处方。

11. 未取得麻醉药品和第一类精神药品处方权的医师不得开具麻醉药品和第一类精神药品。

第五节　电子病历及管理

一、电子病历定义

电子病历是指医护人员在医疗活动中,使用医疗机构信息系

统生成的文字、符号、图表、图形、数据、影像等数字化信息,并能实现存储、管理、传输和重现的医疗记录,是病历的一种记录形式。

使用文字处理软件编辑、打印的病历文档,不属于原卫生部《电子病历基本规范(试行)》所称的电子病历。

二、电子病历基本要求

1. 电子病历录入应当遵循客观、真实、准确、及时、完整、规范的原则。

2. 电子病历录入应当使用中文和医学术语,要求表述准确,语句通顺,标点正确。通用的外文缩写和无正式中文译名的症状、体征、疾病名称等可以使用外文。记录日期应当使用阿拉伯数字,记录时间应当采用 24 小时制。

三、电子病历系统的设置和建设

院前医疗急救机构病历系统的设置和建设应当满足临床工作需要,遵循医疗工作流程,保障医疗质量和医疗安全。

1. 电子病历系统应当为操作人员提供专有的身份标识和识别手段,并设有相应权限;操作人员对本人身份标识的使用负责。医务人员采用身份标识登录电子病历系统完成各项记录等操作并予确认后,系统应当显示医务人员电子签名。

2. 电子病历系统应当设置医务人员审查、修改的权限和时限。权限划分原则:急救医师可执行病历书写(录入)、浏览、修改等操作;医疗组长可执行病历书写(录入)、浏览、修改、质量控制等操作;科室负责人(或经授权的副主任医师职称以上人员)可执行病历书写(录入)、浏览、修改、质量控制、管理、封存归档等操作;医务管理部门可执行病历管理、浏览、封存、解封、质量控制等操作。时限设定原则:按照原卫生部《病历书写基本规范》和江苏省卫生厅《病历书写规范》所规定的时限设定。医务人员对电子病历修改时,电子病历系统应当进行身份识别、保存历次修改痕迹、标记准确的修改时间和修改人信息。

3. 电子病历系统应当为患者建立个人信息数据库[包括姓

名、性别、出生日期(或年龄)、民族、婚姻状况、职业、工作单位、住址、有效身份证件号码、社会保障号码或医疗保险(公费)号码、联系人、联系电话、急救病历号等],授予的标识号码应确保与患者的医疗记录相对应。

4. 电子病历系统应当具有严格的复制管理功能。同一患者的相同信息可以复制,复制内容必须校对,不得出现原则性错误及整段的复制与粘贴,不同患者的信息不得复制。

5. 电子病历系统应当满足国家信息安全等级保护制度与标准。严禁篡改、伪造、隐匿、抢夺、窃取和毁坏电子病历。

6. 电子病历系统应当为病历质量监控、医疗卫生服务信息以及数据统计分析和医疗保险费用审核提供技术支持。利用系统优势建立医疗质量考核体系,提高工作效率,保证医疗质量,规范急救行为,提高管理水平。

四、实施电子病历基本条件

1. 具有专门的管理部门和人员,负责电子病历系统的建设、运行和维护。

2. 具备电子病历系统运行和维护的信息技术、设备和设施,确保电子病历系统的安全、稳定运行。

3. 建立、健全电子病历使用的相关制度和规程,包括人员操作、系统维护和变更的管理规程,出现系统故障时的应急预案等。

院前医疗急救机构电子病历系统运行应当符合以下要求:

1. 具备保障电子病历数据安全的制度和措施,有数据备份机制,有条件的院前医疗急救机构应当建立信息系统灾备体系。应当能够落实系统出现故障时的应急预案,确保电子病历业务的连续性。

2. 对操作人员的权限实行分级管理,保护患者的隐私。

3. 具备对电子病历创建、编辑、归档等操作的追溯能力。

4. 电子病历使用的术语、编码、模板和标准数据应当符合有关规范要求。

五、电子病历的管理

1. 院前医疗急救机构应当成立电子病历管理部门并配备专职人员,具体负责本机构内电子病历的收集、保存、调阅、复制等管理工作。

2. 院前医疗急救机构电子病历系统应当保证医务人员查阅病历的需要,能够及时提供并完整呈现该患者的电子病历资料。

3. 患者诊疗活动过程中产生的文字资料、非文字资料(包括监护记录、心电图、录音、录像等)应当纳入电子病历系统管理,应确保随时调阅、内容完整。

4. 急救电子病历经急救医师录入确认即为归档,归档后不得修改,并交电子病历管理部门统一管理。

5. 对目前还不能电子化的如知情同意书等医疗信息资料,可以采取措施使之信息数字化后纳入电子病历并保存原件。

6. 归档后的电子病历采用电子数据方式保存,应打印纸质版本,签名保存。已完成录入打印并签名的病历不得修改。打印的电子病历纸质版本同一院前医疗急救机构应当统一规格、字体、字号及排版格式等,建议选用 A4 或 16K 纸张、宋体、5 号字,其内容与归档电子病历完全一致。打印字迹应清楚易认,符合病历保存期限和复印的要求。电子病历保存期限同纸质病历。电子病历与纸质病历具有同等效力。

7. 电子病历数据应当保存备份,并定期对备份数据进行恢复试验,确保电子病历数据能够及时恢复。当电子病历系统更新、升级时,应当确保原有数据的继承与使用。

8. 院前医疗急救机构应当建立电子病历信息安全保密制度,设定医务人员和有关管理人员调阅、复制、打印电子病历的相应权限,建立电子病历使用日志,记录使用人员、操作时间和内容。未经授权,任何单位和个人不得擅自调阅、复制电子病历。

9. 电子病历复制等管理可参照"院前医疗急救病历管理规定"(第六章第三节)执行。

第六节　病历质量评定标准

1. 表格式病历每项必填写,不得空项、漏项。

2. 接诊地点应填写清楚。包括街道、小区名称、幢号及室号。联系电话书写准确。接诊时间应确定到时、分。

3. 主诉:主要症状(或体征)及持续时间。

4. 现病史重点突出(包括与本次发病有关的既往史、个人史和家族史)。

5. 体检:有一般情况、阳性体征及有助于鉴别诊断的主要阴性体征,专科检查应有针对性。

6. 病情判断、病情转归、出诊结果:应如实填写。

7. 诊断:有诊断或初步诊断。

8. 处理:应正确、合理、及时。

9. 书写字迹应清楚,易辨认。

10. 医师签名:应签全名,字迹清楚。

【注】凡达不到上述要求之一者,属不合格病历。

第七节　院前医疗急救业务统计表

1. 病种分类统计

病种	总人数	性别		年龄(岁)						
		男	女	1以内	1~6	7~14	15~17	18~44	45~59	60以上
创伤										
心搏骤停										
心血管系统										

病种	总人数	性别		年龄(岁)						
		男	女	1以内	1～6	7～14	15～17	18～44	45～59	60以上
神经系统										
呼吸系统										
消化系统										
内分泌										
产科										
儿科										
传染病										
物理化学伤害										
中毒										
其他										

2. 调度业务统计表

调度员	呼入量	受理数	派车数	回车数	空车数	平均摘机时间(秒)	平均受理时间(秒)	平均派车时间(分钟)	派车时间(1分钟以内)	派车时间(1分钟以上)
合计										

3. 病人分流去向统计表

站别	送入院次数			出院回家次数		转院次数	
	三级医院	二级医院	专科医院	本市	外市	本市	外市
合计							

4. 出车情况统计表

站别	总出车次数	有效出车次数	收费次数	未收费次数	空车次数	退车次数	误派次数	保障用车次数	社会救助次数	车辆故障次数	总入院次数
合计											

5. 出车时间统计表

车号	驾驶员	出车次数	1分钟出车次数	2分钟出车次数	3分钟出车次数	3分钟以上出车次数
合计						

6. 驾驶员业务统计表

车号	驾驶员	总出车次数	有效出车次数	平均出车时间	平均到达时间	院前急救次数	保障任务次数	车辆故障次数	总里程	平均油耗
合计										

7. 急救医疗质量统计表

医生（护士）	濒危			危重			急症			非急症			病人总数	抢救成功数	抢救成功率
	总人数	抢救成功数	抢救成功率	总人数	抢救成功数	抢救成功率	总人数	抢救成功数	抢救成功率	总人数	抢救成功数	抢救成功率			

注:濒危、危重、急症、非急症病人标准定义请参照2011年原卫生部《急诊病人病情分级试点指导原则(征求意见稿)》。

8. 院前医疗急救突发公共事件汇总表

分类 级别	自然灾害事件	事故灾难事件	突发公共卫生事件	社会安全事件
特重大				
重大				
较大				
一般				
总计				

第八节　安全防范和事故处理

一、安全防范

1. 加强对急救人员安全防范意识的教育,牢固树立安全意识。

2. 急救人员必须对现场环境安全情况进行正确评估,在现场险情排除或将伤病者转移至安全地带后,确保人身安全的情况下进行医疗救治。

3. 急救人员在环境危险、处置困难的情况下,应立即向"120"指挥中心报告情况,"120"指挥中心应按照应急联动预案,向相关部门通报情况,请求支援。

4. 救护车应配备必要的个人防护设施设备,加强培训,定期演练,确保在紧急情况下能按照要求正确使用。

二、医疗纠纷、事故的预防

1. 加强法制和职业道德教育,依法执业。严格遵守法律法规和诊疗护理规范,恪守医疗服务职业道德,改善服务态度,提高服务质量。

2. 加强对院前医疗急救知识的普及和宣传,做好医患沟通,提高社会对"120"认知度。

3. 强化院前医疗急救专业人员培训,提高业务技术水平,保证医疗安全。

4. 严格执行院前医疗急救病历书写和保存制度。遵循客观、真实、准确、及时、完整和规范的原则。

5. 尊重患者权利,履行告知义务。

6. 加强医疗服务质量监控管理,制定完善的制度、急救流程,实现管理规范化、制度化、程序化。

三、医疗纠纷、事故的处理

1. 出现医疗纠纷,应由医疗纠纷处理小组全权负责。处理过程应遵循依法、合规、和谐的原则。

2. 发生医疗事故,应严格按照《医疗事故处理条例》执行。

3. 院前医疗急救机构应聘请常年法律顾问开展相关业务工作。

四、交通事故的预防和处理

1. 交通事故的预防

(1) 建立健全车辆管理制度和安全制度;

(2) 加强安全和遵章守纪教育;

(3) 克服特种车辆特殊思想;

(4) 不断提高驾驶人员的技术水平和岗位责任心。

2. 交通事故的处理

(1) 在执行任务过程中发生交通事故应立即抢救伤员,同时向单位汇报,调派车辆完成急救任务;

(2) 立即向事故发生地的交通管理部门和单位汇报,并积极配合事故的调查处理;

(3) 处理事故应在交通管理部门的主持下进行;

(4) 通过事例找出事故原因和安全隐患,制定防范措施,按规章制度对责任人进行经济和行政处罚;

(5) 及时办理保险理赔。

第九节　突发公共事件应急预案

一、分级分类

突发公共事件的分级分类按照《江苏省突发公共事件总体应急预案》《江苏省突发公共事件医疗卫生救援应急预案》为依据。

二、工作流程

1. 组织领导

（1）成立突发公共事件应急领导小组,由单位负责人和急救、车管、通信调度等科室负责人组成。负责制订应急计划、流程;组织和培训人员队伍;落实车辆、药品和仪器的充足完好;

（2）明确"120"调度指挥系统同时也是应急指挥调度中心;

（3）有急救能力和救护车的医疗机构都应与市急救中心联网;

（4）所有联网单位的救护车辆和急救室都安装专用的有线、无线通信设备,定期开展例行检查,以保证系统的正常运行。

2. 队伍建设

（1）建立健全突发公共事件应急队伍,主要是在现场急救的院前梯队和在院内急诊室为主的预备队;

（2）院前医疗急救梯队:根据单位实际情况,组建第一梯队、第二梯队、第三梯队。

3. 现场处置

（1）最先到达现场的急救人员应立即了解现场情况,及时向"120"指挥中心报告,并在非危险区域开展现场紧急救治任务;

（2）车辆停放在便于开展急救和分流的安全地点;

（3）当地卫生行政领导到达前,急救医生临时担任现场指挥任务。

4. 首报内容

（1）到达现场后立即了解情况,及时上报事故的性质、危害因

素,现场准确地点与路线;

（2）人员伤亡情况:伤亡人数、受伤程度及部位;已采取的措施和亟需支援的内容(车辆、药品、器械等);

（3）事故现场是否已被控制,事态的发展趋势。

三、调度指挥

1."120"调度员发现或接到突发公共事件报警后,统一调动人员、车辆、设备、药品等,以最短时间、最快速度到达现场。在完成首次调度时应详细了解事故性质、地点和伤亡人数并立即上报中心应急领导小组。

2.首次调度应迅速遵循就近原则,根据情况调度其他值班车辆赶往现场或待命做好应急准备。

3.向急救中心(站)领导报告:事件性质、地点、人数、伤情、事故趋势(是否发展)、已经采取的措施、现场急需的救援物资。电话上报后必须做好报告记录,详细登记事件上报时间、接受部门和接受人。

4.通知各梯队有关人员(各级部门领导、医生、护士、驾驶员),迅速赶往急救现场或按领导指示到指定地点集合待命。

5.通知相关医疗机构做好接收伤病员的准备。

6.根据现场汇报派出增援车辆、人员、医疗队。

四、现场急救处置

1.现场医疗处置原则

（1）先排险后施救;

（2）先救命后治伤(病),先救后送;

（3）先重伤后轻伤;

（4）先复苏后固定;

（5）先止血后包扎。

2.现场急救人员各司其职,紧密配合,积极救治。

3.急救医生对现场进行搜寻和对伤员进行检伤、分检。可采用分检卡对伤员分检:

（1）黑色:已死亡;

（2）红色：重度，需要立即进行抢救或处理的伤病员；

（3）黄色：中度，需要及时进行处理的伤病员；

（4）绿色：轻度，基础生命体征正常，可暂时不处理的伤病员。

五、现场指挥

1. 到达现场的当地最高卫生行政部门领导即为突发公共事件现场医疗救援总指挥，急救医疗中心（站）领导应服从并配合做好救援工作。

2. 在政府和卫生行政部门领导下统一进行现场急救工作。

3. 开展与其他应急系统（公安、武警、消防、交通、军队等）的联络、配合、协调。

4. 利用当地条件成立临时医疗点，对重伤和必须进行现场处理的伤员进行急救。

5. 保持与"120"指挥中心的联系，协调急救调度。

6. 统计事故现场伤亡人员的数量和分流地点。

7. 组织指挥对伤病员的分流。

（1）突发公共事件现场伤病员的分流由急救医疗中心（站）统一指挥；

（2）伤病员的分流应遵循就近、专科、医疗实力、技术力量、承受能力的原则合理分流；

（3）伤病员特别多时，应遵照卫生行政主管部门统一部署，按急救预案分流。

六、总结评估

1. 事件处置结束后，及时召开应急领导小组工作会议，总结评估突发公共事件处置情况。

2. 汇总伤病员病情及数量，分流医院情况，参加救援人数，参与救援车次等。并形成书面材料及时上报卫生行政部门。

3. 评估突发公共事件处置流程，进一步完善应急处置预案，提高应急处置能力。

4. 对在突发公共事件救援中表现突出的人员予以表彰。

第七章　急救车辆

急救车辆是指急救医疗中心（站）为完成日常运送、抢救伤病员，保障和应对突发性公共事件所需配置的各类机动车辆。急救车辆按使用用途主要分为：医疗救护车、急救指挥车、急救保障车。

第一节　急救车辆的基本要求

各类急救车辆是部分乘用车、商用车等基型车经专业化改装而成，改装后的急救车辆各项性能指标不得低于原车或底盘的试验要求，并符合国家汽车产品定型试验规程及汽车行业标准《专用汽车定型试验规程（QC/T 252）》有关规定。

一、性能

加速性能应通过国家标准《汽车加速性能试验方法（GB/T 12543）》的测试。

车内噪声应通过国家标准《声学汽车车内噪声测量方法（GB/T 18697）》的测试。

最大爬坡度应通过国家标准《汽车爬陡坡试验方法（GB/T 12539）》的测试。

最高车速应通过国家标准《汽车最高车速试验方法（GB/T 12544）》的测试。

平顺性应通过国家标准《汽车平顺性随机输入行驶试验方法（GB/T 4970）》的测试。

二、电气

应有视觉和听觉警示系统，以警告现场的其他车辆。警灯和警报器应分别符合国家标准《特种车辆标志灯具（GB/T 13954）》和《车用电子警报器性能要求及试验方法（GB 8108）》的规定。

装备的附加蓄电池应安装在无需搬动就可检查的位置。附加蓄电池安装及其所有连接应防止任何疏忽短路的可能。

加装的发电机应适用所有配电系统的供电。

220/240 V电气系统中的电气性能应符合国家标准《交流工频移动电站通用技术条件(GB/T 2819)》中的Ⅲ类电站的性能指标。

电线和电路应能经受住振动。电线不能安装在医用气体通过的地方。

装备和使用的通讯设施应符合《国家无线电管理条例》。在行驶期间应用的车载通讯系统应永久地安装并与外部天线连接。在电磁方面各系统应兼容。

三、整车

外廓尺寸、额定最大总质量和轴载质量应符合国家标准《道路车辆外廓尺寸、轴荷及质量限值(GB 1589)》的规定。

车内结构及装饰材料的防火性能应符合国家标准《汽车内饰材料的燃烧特性(GB 8410)》的要求,并应设至少两个灭火器。

运行条件应符合国家标准《机动车运行安全技术条件(GB 7258)》的规定。

四、车辆配置

1. 医疗救护用车应占车辆总数的90%左右。急救医疗中心(分站)救护车应全部为监护型救护车。急救医疗站(点)监护型救护车比例不低于50%。

2. 指挥用车、保障用车应占车辆总数的10%左右。

3. 各中心(站)按各自需求配置指挥用车及保障用车。

第二节　医疗救护车

医疗救护车是用于紧急医疗服务和突发公共事件医疗救援的机动车辆,具有驾驶室、医疗舱、双向无线通讯装置以及必要的基本的抢救、防疫或转运设备。

一、专业技术标准

医疗救护车各项技术性能应达到国家或行业标准要求的轻型客车指标，配置应符合卫生行业标准《救护车（WS/T 292—2008）》的规定。该标准由卫生部发布，2008 年 4 月 1 日实施，规定了救护车的术语和定义、设计、性能、功能、设备及抢救药品的要求及检测方法。

二、分类

医疗救护车根据运载病人的不同需求，可分为四种车辆类型，相应装备各项医疗设备。

1. 普通型救护车

为基础处理、观察和转运轻症病人而设计和装备的救护车，具备院前救护应用的基础治疗和监护设备。

2. 抢救监护型救护车

为救治、监护和转运急危重症病人而设计和装备的救护车，具备院前重症监护应用的高级治疗和监护设备，主要在普通型基础上增配呼吸机，并增配心电、血压、脉氧、血糖监护等医疗设备。

3. 防护监护型救护车

为救治、监护和转运传染性病人装备的救护车，具备传染病病人以及各类突发公共事件的医疗救援应用的高级治疗和监护设备并且充分保障随车人员不被感染和造成环境污染的防护设备。医疗舱具有负压过滤消毒系统，按所运送救治传染病人情况确定是否开启负压系统。医护人员使用该系统时，还应使用有效的个体防护装置。

4. 特殊用途型救护车

为特殊用途设计和装备的救护车，使用的针对性较强，主要有：

（1）急救医疗保障任务专用车：用于特殊服务对象，执行特殊要求保障任务的专用车，外观与普通车辆相同，内部医疗设备配置符合监护型救护车标准；

（2）母婴转送救护车：在监护型救护车基础上加装特别设计的新生儿转运暖箱，有多功能监护仪、便携式呼吸机、微量输液泵、吸引器等先进的新生儿监护与抢救设备,重症新生儿在转运过程中可以进行严密的监护,及时发现病情变化并给予相应的急救处理。

(3)其他如手术抢救型救护车、烧伤型无菌救护车、特殊地形救护车等,当地根据条件和实际需要选择配备。

三、医疗舱基本配备

医疗舱是医疗救护车的基础特征,配置清单应符合卫生行业标准 WS/T 292－2008《救护车》中有关规定。应具有:冷暖空调系统、医疗舱座位、通风换气系统、内部照明系统、输液固定系统、消毒装置、医疗舱内固定系统、污物容器、特种车辆标志灯等,并配置专项医疗救治设备。

四、救护车的智能化与信息化

救护车能够实现车体自身各类行驶数据的采集、治疗舱中各类医疗设备的采集、抢救病人的生命体征信息采集,并能够综合以上数据进行分析评估,自动进行行为分析,提供救治预案,能够接受并展示专家远程实时临床指导;能够自行给治疗舱提供行驶路况预警信息,驾驶员在行驶中能够及时获取医疗舱抢救情况从而控制车速及时调整行车状态。同时各类数据能及时与调度中心、医院急诊室或医疗救援指挥中心互通。

第三节 急救指挥车

采用专用车辆应对重大突发公共卫生事件、重大事故和重大活动的现场医疗指挥,实现指挥功能前移。

一、分类及技术性能要求

1. 普通指挥车

具有标准警灯警报设备、基本警示标志、无线通讯设备,能够快速运送指挥人员到达现场。

2. 通信指挥车

具有通信调度指挥功能,指挥人员在现场可以实时调配各类急救资源。应具备以下功能：

（1）良好通行能力；

（2）无线通讯集群；

（3）各类无线信息接入能力；

（4）现场扩音广播功能；

（5）现场视频采集功能；

（6）移动照明设备；

（7）后备220 V交流不间断逆变稳压电源，能够外接220 V电源。

二、车型选用

普通指挥车建议选用轿车或越野车。

通讯指挥车建议选用全地形越野车。

第四节　急救保障车

一、急救物资保障车

在发生重大公共医疗事故的场所或重大灾难的灾区，在伤病员较多的情况下运送药品、医疗器械等医疗救援物资的专项应急医疗物资保障车辆。

车型改装主要内容有：

1. 应有独立的分隔空间，并加装重型承重导轨，用于医疗物资的分类存放；

2. 应配置一台220 V车载式交流静音发电机及电缆线卷盘，用于现场急救、照明设备用电的电力保障；

3. 配置供医疗专用设备、仪器使用的220 V交流不间断稳压电源系统；

4. 配置一定数量的帐篷、担架、脊柱固定板、急救医疗箱及专用医疗器械等医疗救护设备；

5. 加装现场救治需要的可升降固定照明设备，并配置有移动照明设备；

6. 加装警报警示系统、对讲机及在车身外观喷涂救护车专用标识;

7. 加装液压升降平台,方便物资上下,承载重量不低于750 kg。

二、维修救援保障车

提供救护车应急维修、拖车等现场救援保障服务,主要以现场急修、及时排除简易故障、更换轮胎、掉沟无法行驶等情况为主。应配置空气压缩机、各类汽车维修专用工具、常用配件和绞盘等。

三、后勤物资配送车

以中小型厢式货车为基型,用于各急救站点间药品、辅料、氧气等物资的配送。

第五节 急救车辆管理

一、日常运行管理

1. 急救车辆及车上设备和附件需实行定人、定车管理,责任明确到人。车辆停放需定库定位。

2. 急救车辆只能用于院前医疗急救等医疗救治和保障任务,不得用于任何其他用途。

3. 急救车辆在道路行驶,必须遵守《中华人民共和国道路交通安全法》和《江苏省道路交通安全条例》。执行急救任务时,严格遵守法律法规有关规定,正确使用警报、警灯,非执行急救任务不得使用警报、警灯。

4. 建立和健全车辆技术档案制度,保证所有急救车辆技术档案的记录及时、准确、完整。

5. 建立油料管理制度,对车辆油料消耗科学监控,降低能耗,提高效率。

6. 急救车辆的安全行驶、事故处理,应有专人负责,并建立健全安全行车制度。

二、车辆检查、保养和维修

1. 建立急救车辆技术状况检查制度。驾驶员执行任务前，应对急救车辆的各项技术状况进行检查；执行任务时，要注意是否有异响、异味等不正常情况；执行任务结束后，要再对车辆各项技术状况进行检查，并做好卫生清洁工作。车辆技术状况检查内容必须具体、详细、有针对性和可操作性。

2. 急救车辆必须按照其技术手册要求做好车辆定期保养工作，以确保各车始终处于安全、良好的运行状况。

3. 应指定单位实施车辆维修和保养工作，并对工作质量进行评定和记录。

4. 职能部门要采取定时、不定时的方法，对急救车辆技术状况和安全工作进行检查和指导。

5. 对机械事故等问题的调查、确认和处理，应有专人负责。

三、车辆消毒

1. 常规清洁消毒：当班车辆下班后应进行清洁消毒，确保治疗舱无灰尘、无血迹、无污渍污物；每周必须对救护车治疗舱进行环境空气消毒，使用紫外线灯在舱内照射 30 分钟以上。

2. 特殊情况消毒：接诊传染病人或疑似传染病人后，应根据情况立即对救护车治疗舱进行清洗，并用紫外线消毒灯照射消毒处理。

3. 若遇到重大疫情等特殊情况，按照卫生部制定的有关规范执行。

四、车辆更新与报废

车辆因型号老旧，技术性能差，发动机动力差故障多等原因，不再符合急救要求的，应及时更新淘汰。国产救护车使用 6～8 年，或行驶里程超过 20 万公里应予报废更新；进口救护车使用 8～10 年，或行驶里程超过 25 万公里应予报废更新。其他急救车辆执行《中华人民共和国道路交通安全法》相关规定。

第八章 急救通信

急救通信是院前医疗急救工作的枢纽,要从基础保障、呼救受理、指挥调度三个方面进行建设。

第一节 基础保障平台

负责为急救指挥信息系统提供安全可靠的运行环境及为系统中各种应用提供网络、安全、计算等支撑。

一、建筑环境

符合国家制定的《城市区域环境噪声标准》、《电磁辐射防护规定》、《城市区域环境振动标准》、《环境空气质量标准》、《室内空气质量标准》。远离强振源和强噪声源,屏蔽强电磁场干扰。

二、机房建设

机房作为系统硬件存放、软件运行的核心区域,建设中不仅要遵循国家《电子计算机机房设计规范(GB 50174—93)》,并且确保物理布局合理、逻辑层次清晰、功能完善。一般情况下,省、市、县(市)级指挥调度机房面积分别不少于 $50 \, m^2$、$40 \, m^2$、$30 \, m^2$,机房地面负荷不小于 $450 \, kg/m^2$。

三、网络及数据中心

承载系统各项应用的基础硬件,建设要遵循标准化设计、先进性与实用性、互联性与兼容性相结合原则。

1. 网络构架

网络分成二级结构,一级网络是急救中心局域网,二级网络就是各急救分站的数据终端(包括有线无线、MODEM)和各救护车设备终端,二者按星型结构组网,网络拓扑图如下图所示。

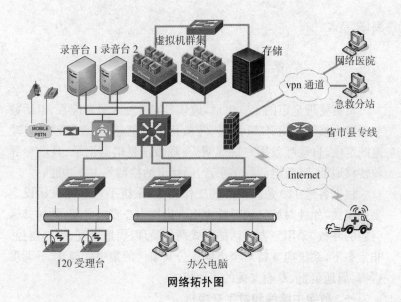

录音台1 录音台2　虚拟机群集　　存储

网络医院

vpn 通道

急救分站

MOBILE PSTN

省市县专线

Internet

120 受理台　　　办公电脑

网络拓扑图

2. 数据中心

按照既符合 120 业务需求又能平衡效能与成本比的要求,数据中心建设一般应用普通服务器、存储等设备,亦可研究采用当今比较先进的 VMware、Cisco、EMC(虚拟计算环境联盟,简称云计算 VCE)的构架与技术部署 120 急救指挥私有云。

数据中心必须满足急救指挥调度的需求,还应兼顾急救中心办公自动化及电子病历管理等功能。

3. 运行与维护管理

(1)设备管理,主要包括交换机、路由、服务器、机房布线监控测试设备和数字交换机、车载调度信息终端等专用设备的管理;

(2)数据管理,对系统中数字录音文件、120 库、GPS 库、电子病历库等核心数据,要建立数据备份、容灾机制;

(3)安全管理,根据《中华人民共和国计算机信息系统安全保护条例》、《信息系统安全等级保护定级指南(GB/T 22240)》等文件的要求,本系统应该定为二级,并按要求到公安机关进行备案、测评、整改。

第二节 呼救受理平台

负责受理全市的 120 电话,应该具有交互式语音应答、电话数字程控交换调度机、CTI 服务、呼救用户信息显示、现场地址自动地图定位、自动呼救用户快速响应、呼救信息电脑记录、县(市)呼救转移通话、呼救电话数字录音、骚扰电话拦截等主要功能。

根据各地 120 急救中心的工作模式,系统平台应能灵活设定受理模式,如针对城区的呼救由 120 指挥中心直接受理,针对郊区(县)的呼救,采用三方通话的方式两地受理、属地调度、中心监控。非常态下,系统应支持对全市突发公共事件的集中受理、统一调度指挥、属地负责、专业支援的工作模式。

一、数字中继线和数字交换机

120 电话进入采用电信局通过数字中继相连交换机方式,中继线配置的数量有条件可申请 2 条,形成互备,要求 120 线路按电信级标准不出现中断情况。

数字交换机作为受理的核心设备应符合欧洲的 CSTA(Computer Support Telecommunication Application)标准,采用模块化结构,安全无阻塞交换网络,主处理器单元、交换网络单元、时钟单元、信令单元及电源均采用双工热备份、在线冗余结构。

二、调度席位及计算机辅助受理系统

1. 调度席位的设置

调度席位工作量基准值参考国际通行的做法:每个席位每 24 小时的处理接报警电话数量为 400 次。按电话受理数量估算调度席位,见下表。

为应对突发公共事件,实际设置的调度席位至少应该是日常值班席位的 1.5 倍。

电话受理数量估算调度席位表

日均电话 受理数量	<500 次	500～ 1 000 次	1 000～ 2 000 次	2 000～ 3 000 次	3 000～ 4 000 次
值班席位 设置数量	2	3	5	8	10
实际席位 设置数量	3	5	8	12	15

2. 受理话机和冗余模拟话线

配备专业防噪音耳麦、话务盒,数量视实际需求。必须另设置至少一路电信模拟话线,与电信通信机房建立应急预案,数字中继线中断时自动切换到模拟线。

3. 计算机辅助受理系统

系统要能自动记录本次服务的急救用户信息、应答时间、表格编号、调度员工号、本次录音号等信息,同时调度员可以通过与呼救人的通话将本次呼救的呼救人姓名、病员姓名、急救卡号、病员地址、急救类别、等车地址等相关内容修改录入。对于同一急救呼救事件,系统可自动实现受理单的关联,并提供避免重复派车的功能。

三、数字录音系统

必须应用双机热备技术保证系统 7×24 小时的连续可靠运行。全程录音,具有实时录时录音、快速查询、不中断、不丢失,至少存储三年的电话录音,并以简便形式回放和复制。

四、主叫信息系统

采用一打一送或本地号码库方式,接受主叫用户三字段信息(呼救用户电话号码、机主姓名、所在地址)。

第三节　指挥调度平台

负责指挥调度全市急救资源,应该具有救护车自动定位、最佳调度车辆选择、指令发送到救护车、调度电话跟踪到人、工作状态实时回应、突发公共事件应急处置、应急预案管理、领导决策指挥、社会联动协调、移动通话、大屏幕综合信息显示、市区中心调度、县(市)站调度、定点图像显示(路口、医院、急救站图像显示)、现场(移动)图像显示等功能。

一、语音指挥调度

语音指挥调度是急救通讯中最重要的工具。应该具有有线、无线通信两种模式,前者是市话线、交换设备和话机提供的语音指挥调度;后者是采用数字通信模式,配置公网无线通信链路、专网无线通信链路,现在以数字无线对讲机和 PTT 集群对讲为主。

有条件的单位可实现数字无线对讲机、PTT 集群对讲与有线通信的对接,实现互联互通。语音对讲,通话应当具备录音功能并存放于关联根目录下。

二、图像辅助指挥

要具有将现场和转运途中医疗急救移动图像通过 3G/4G 网络和数字视频编码功能的一体化技术上传,综合显示到大屏系统,实现急救单元、指挥中心、医院图像实时传输,为突发公共事件决策提供直观、快速的信息。

三、文本指挥调度

文本指挥调度任务:

1. 给各急救车下派任务单,急救车终端收到信息→出车→到达现场→病人上车→选择医院→到达医院→任务完成→返回,各流程信息实时反馈。

2. 各类电子地图的编辑、操作、显示和实时调度指挥。

3. 首长、组长和组员受理台席间各项命令、数据、文字、图表的查阅、检索和统计管理。

4. 突发事件监测预警、响应救援、上传下达及总结评价。

5. 通信指挥车内配置的现场指挥系统和调度首长台席对急救人、车、物信息实现共享。

6. 省－市－县(市)三级120受理、出车、患者、病历及车辆等数据的交换。

7. 与本级区域卫生信息平台或二级以上医院信息系统间120急救病人流向、医院急诊单元ICU、手术间、住院床位的空闲数等信息的交换。

8. 与当地卫生应急、社会联动等部门数据的交换。

第四节　省、市、县急救指挥联网运行

按照省卫生厅《关于切实加强全省急救医疗(指挥)中心(站)联网运行管理的通知》(苏卫应急〔2013〕20号)的要求,各市要加快建设并逐步完善省、市、县急救指挥联网工程。省、市、县120联网运行是指通过省、市、县急救医疗联网功能软件、急救数据网络,与市、县级120指挥调度平台联网,采集市、县级120受理调度、出车、人员设备等急救数据,实现以下功能:通过对各地上传的120急救信息(如出车数、患者人数、关键字段等)进行后台分析或对救护车实时定位,第一时间开展突发事件监测预警,提高信息报告速度;保存和查询相关120急救信息并提供动态档案;实现县级120急救信息实时上传到市120、省急救医疗指挥中心;县级120可共享市120固定电话装机地址定位、手机定位和全省电子地图等资源;召开全省120系统视频会议,开展视频点名和培训演练,同时为实现远程医疗会诊提供有力支撑;省急救医疗指挥中心,市、县级120均可就近就急联网调度辖区内120救护车等急救医疗资源;整合省、市、县、乡120急救医疗资源,提高辖区内突发事件紧急医学救援能力。逐步实

现全省突发事件紧急医学救援监测预警、信息报告和指挥调度网络,确保网络稳定通畅和高效运行,全面提升突发事件监测预警灵敏性、信息报告速度和紧急医学救援效能。要积极改善条件,扎扎实实做好省、市、县急救指挥联网工作。因地制宜地开展指挥调度系统的开发和研究,提高急救效率。可以探索通过调度员使用电话对患者进行病情评估并给以急救指导,优化急救资源调配,例如医疗优先分级调度系统。

第九章　管理制度

第一节　行政管理制度

一、会议制度

1. 办公会:由主任(站长)主持,中心(站)领导班子成员参加,传达上级指示,研究和安排中心(站)工作。

2. 中层干部会:由中心(站)领导主持,中层干部以上人员参加,传达上级指示,布置当前工作。

3. 科务会:由科室负责人主持,学习文件,传达上级会议精神,组织讨论,小结工作,布置工作。

4. 职工大会:职工大会由中心(站)领导主持召开,全体职工参加。会议主要是传达上级文件和指示以及单位的重大决定等,总结布置工作,表彰先进。

二、档案管理制度

1. 档案由专人管理,按照归档范围及保管期限分类、整理、装订,按时归档。

2. 档案管理人员要严格执行档案的鉴定与销毁制度,维护档案材料的完整与安全,未经鉴定和批准的档案材料不得销毁。

3. 设置专用档案柜,做好防盗、防火、防高温、防潮、防尘、防电、防光、防鼠、防蛀虫等工作。

4. 各种机密文件、资料要定期清查,按时归档、收退。

5. 档案材料不得私自复印、复制。因工作需要复制时,应经领导批准后方可复制,复制件按正式文件密级管理。

6. 开会带回的或直接寄给科室和个人的文件材料,及时交档案管理人员统一保管。

7. 借阅档案需经领导批准,并办理借阅手续,1周内归还。

三、总值班制度

1. 中心(站)总值班由单位领导、中层干部和有关人员参加,轮流值班,负责处理非办公时间的急救医疗、行政和临时事宜。

2. 传达、处理上级指示和紧急通知,承办上级交给的临时性的紧急任务,并及时向有关领导汇报。

3. 做好值班记录,认真交接班。

4. 有重大情况时,总值班应采取24小时住站值班的办法。

四、请示报告制度

凡有下列情况,必须及时向单位领导请示报告。

1. 接到各类突发公共事件的求救电话后。

2. 救护法定传染病、不明病因的患者后。

3. 执行任务过程中发生交通事故时。

4. 发生医疗差错或与患者家属发生纠纷时。

五、考勤考核制度

1. 考勤

(1) 按照单位考勤细则,全体人员参加考勤,科室成员由科室负责人负责考勤;

(2) 单位领导、科室负责人由办公室负责考勤;

(3) 当月的考勤表应在下月初交办公室汇总。

2. 考核:实行分级考核制度。

(1) 年终进行个人总结、考核、评价,根据各级人员岗位职责要求及工作实绩做出书面总结,作为年终评比或晋升的参考依据;

(2) 各级各类专业技术人员的年度考核,按照主管部门要求进行,考核材料归档,作为晋升晋级竞聘依据;

(3) 考核可通过调度录音、回访、笔试、操作等多种形式进行。

六、奖惩制度

1. 奖励:具备以下条件者给予奖励:

(1) 在医疗救护、安全行车、后勤保障、科研和技术革新等方

面工作中成绩显著,受到上级表扬者;

(2) 积极撰写论文,其论文发表在正式期刊杂志上;

(3) 工作积极主动,不计较个人得失,服从分配,工作有显著成效者;

(4) 有良好的职业道德,服务态度优良,患者满意,来信、来电、电视、报纸表扬者;

(5) 各项评比优胜者;

(6) 其他情况需要表彰奖励者。

2. 惩戒:有下列事项者予以惩戒:

(1) 不按调度规范受理电话和派车,对抢救工作有影响者;

(2) 不服从调派或借故拖延急救出车,或因主观因素延误抢救病人者;

(3) 违反中心规章制度或人为差错使工作受到严重影响者;

(4) 违反交通法规,不按操作规程操作,发生交通事故或机械事故者;

(5) 违反职业道德规范,服务态度恶劣,造成不良影响者;

(6) 不爱护公共财物,并使公共财物遭受破坏者;

(7) 发生纠纷、事故的责任者;

(8) 其他违章违纪违规者。

七、收费制度

1. 有"收费许可证"和"收费员许可证",做到合法收费。

2. 各种收费应按物价部门批准的项目、标准、金额收取,不得乱收、漏收或多收,做到合理收费。

3. 出车救护所收的车费、抢救费、医药护理费等费用应开票收款。所收款应与发票相符,并及时上缴财务部门。

4. 票款一般应一天一结,最迟不得超过 1 周,对接送长途地点的病人,应预收车费。丢失公款应全额赔偿。

5. 收费收据一式三联应一次性填写,字迹工整清楚,大小写数额应相符,金额填写不得大头小尾,各类收费分别开列,如有差错应立即查找原因,对出错或丢失车款、票据的给予相应处罚。

6. 登记保管好空白票据、作废票据和存根,不得随意销毁或丢弃,定期缴销。

7. 按要求将收费标准予以公示,接受社会监督。

8. 建立收费责任追究制,对乱收费行为,要追究当事人责任。

八、财务管理制度

1. 在中心(站)主任(站长)的领导下,贯彻执行国家有关政策和各项财政、财务规章制度,遵守财经纪律,加强财务管理,提高资金的使用效益。

2. 配备专职财务人员,按内部控制制度,出纳不得兼职审核,存款专人保管,印鉴分别存放,保证资金使用的安全性。

3. 按上级财政主管部门的要求,认真编制单位年度部门预算,根据实际需求与财力可能,统筹兼顾,合理制定各项收支定额,确保单位收支预算的顺利完成。

4. 日常生活中,及时处理各项会计事务,收入全部入账,严禁设账外账,遵守财政收支两条线管理。严格执行现金管理制度,超过核定限额部分及时送交银行,银行存款应按银行有关结算规定通过银行转账结算,并定期与银行对账,查明未达账项,保证资金安全。

5. 按要求编制月报、季报、年报,保证数字的真实性、完整性、及时性。

6. 单位的固定资产(车辆、贵重仪器等)实行分级管理责任制;根据谁用谁管的原则,固定资产分别落实到科室、个人管理,建立责任制,做到责权分明。

7. 药品、卫生材料以及其他消耗物资,实行计划采购,合理储备,科学设置,保证供应,对物资的购置、保管、领用、销售、报销等环节加强控制和监督,完善出入库手续,做到人各有责,物各有账。

8. 对购入和捐赠的固定资产,财务人员应紧密配合有关部门进行验收入库,并登记入账。对调拨和报损的固定资产,需报请主管部门或财政部门或国有资产管理部门批准后,相应减少单位的固定资产,建立固定资产清查、盘点制度,每年至少进行一次,做到账物相符。

9. 收费发票由专人管理,领发手续齐全,及时收回,定期核销。各种账册、凭证、报表分别装订成册,及时归档。

10. 财务人员应当好领导参谋,及时提出合理化建议,做好资金的运用和管理工作,年终总结财务工作,写出财务分析,进一步提高财务管理水平。

11. 所有支出需由经办人签字、科室负责人证明、指定人员审核、单位领导审批后,方可办理。

九、值班人员管理制度

1. 值班医护人员必须坚守岗位,严格交接班制度。

2. 调度员接到呼救电话时,及时派出救护车及出诊人员。

3. 出诊人员在接到中心调度室指令后,应在规定时间内出车。

4. 值班人员出车救护时,应穿工作服,佩戴胸卡,对病人或家属要态度热诚,文明礼貌。

5. 抢救病人要严格遵守急救医疗工作程序及急救原则,按急救医疗规范及服务标准处理病人,合理用药,确保医疗安全。

6. 接送过程中,医护人员应在病人身旁密切观察其生命体征变化,及时处理。

7. 加强查对制度,不管在现场或是在途中救护,护士所执行的口头医嘱及所有操作,包括时间、药名、剂量、给药方法,要及时记入院前医疗急救病历,所有药品安瓿及包装均需核对后带回中心(站)。

8. 保管好急救器材和药品,当班用完,当班补充,使仪器设备处于良好状态。

9. 完成领导交办的其他事宜。

十、驾驶员管理制度

1. 必须服从调度室指挥,在保证安全的前提下,迅速出动,完成救护任务。严禁出私车。

2. 对所驾驶救护车及车上设备、附件负安全责任。救护车上的设备、附件需要变动的,报分管领导批准后由专业人员完成。

3. 定期保养,发现故障、隐患及时上报,保证车况性能良好。完成任务后应及时清洗车辆,保持车容车貌整洁。

4. 遵守交通法规,严禁酒后驾车。驾驶车辆时,必须使用安全带,不得抽烟,不得与人闲谈,不得阅读手持电子设备。完成任务后及时返回值班岗位,不得途中办理私事。

5. 车辆如需修理,由驾驶员填写报修单,报分管领导批准后送指定单位修理。行驶中发生机械故障,驾驶员应及时向中心调度室、分管领导汇报,并配合完成调查工作。

6. 车辆发生交通事故后,当事驾驶员应及时报警,保持好现场,同时向中心调度室报告情况,并协助调查和处理。

十一、调度员管理制度

1. 严格执行调度值班制度,保证 24 小时"120"急救电话畅通。

2. 严禁私自使用急救专用电话,接班后立即试通求救电话并和分站联系,发现问题,立刻报告有关人员,排除故障,确保急救通信通畅。

3. 不准在调度室会客,未经同意非本室人员不准入内。保持室内清洁卫生和良好的工作秩序,不得吃零食、闲谈说笑、大声喧哗及干其他与调度工作无关的事情。

4. 调度员必须准确、及时调度,不断提高口头表达能力,接受呼救时,要讲普通话,语气和蔼,语言精练,说话要易于被呼救人理解,便于沟通。

5. 熟悉辖区的地理方位、区、街、巷名称以及路况,提供呼救人确切的地址及最佳行车路线。

6. 熟练掌握规范用语、医学术语，不断钻研业务技术，认真询问呼救信息（如病人姓名、性别、年龄、症状、体征、住址、接车地点、呼救人姓名或电话号码等），做好各项记录。

7. 接到突发公共事件呼救时，立即向单位领导汇报。

8. 调度员除认真记录呼救信息外，还要负责询问和记录每一位急救病人情况，对计算机所列项目准确填全，不得空项。并及时存入计算机，不能丢失。

十二、仪器、设备管理制度

1. 仪器、设备应专人管理，建立设备档案，定期维护和保养，做好记录。

2. 仪器、设备出现故障要及时维修、登记。

3. 由外单位负责代理维修的仪器、设备要定期保养，出现故障要及时请人修理。

4. 仪器和设备的购置、报废应经单位领导讨论或上报主管局批准后办理。入库、消耗须办理报批手续。

5. 仪器、设备更新由相关科室提出意见，分管领导审核，办公会讨论制定方案。

6. 使用者要爱护仪器、设备，正确操作，保持仪器、设备的清洁和功能完好。

十三、通信设备管理制度

1. 严禁非本岗位工作人员擅动与指挥调度系统有关的所有仪器设备。

2. 严禁任何移动设备接入调度指挥系统。

3. 禁止操作人员进行与"120"工作无关的操作。

4. 非维修技术人员发现故障，禁止私自处理，应及时与维护人员联系。

5. 为保证"120"系统设备正常运行，维修技术人员必须定期检测维护。发现故障的处理方法：小故障由维护人员处理；大故障维护人员须向单位领导汇报，尽快排除故障，每次维修情况由维护人员做好相应记录。

6. 调度人员必须做好交接班记录,接班人员务必清点各种设备,查看系统运转是否正常,交接人员均签字交接,否则出现问题由接班人员负责。

7. 调度人员应严格遵守《中华人民共和国保守国家秘密法》,严禁调度信息数据外泄。调用数据信息需严格履行审批手续。

十四、投诉、信访工作制度

1. 贯彻执行党的路线、方针、政策和国家法律、法规,传达落实上级领导对信访工作的指示和要求,研究制定加强本单位投诉、信访工作的具体措施。

2. 承办当地卫生行政部门和其他上级部门转办、交办的投诉、信访事宜,并向上级报告处理结果。

3. 热情接待来访人员,做好登记、记录,各有关部门按政策规定,作出恰当处理,并及时将处理情况报办公室。

4. 对来信来访人员中反映带有苗头性、倾向性、政策性的问题,及时进行综合分析,提供给领导参考。

5. 对投诉电话认真做好记录,并及时转达给相关部门处理。

6. 做好信息反馈,采取电话、发函、派员等方式,按时结案。

7. 严格遵守保密规定,不向无关人员泄漏信访办理内容。

8. 信访材料要单独立户归档,统一保管。

十五、安全保卫制度

1. 保卫工作应遵循"谁主管,谁负责"的原则。

2. 门卫工作人员必须提高警惕,坚守岗位,履行职责。

3. 外单位进出车辆必须登记。来访人员必须填写会客单。认真核查出门物资,发现问题及时向领导汇报。

4. 保卫人员做好单位内巡视工作,及时发现并积极排除各种事故隐患。

5. 对易燃、易爆的气体及物品,应分开存放,并专人管理。操作间里应配有灭火器。

6. 严格执行各项安全防范制度,落实各项防范措施。

7. 车库、救护车上必须配备灭火器,灭火器由专人负责,定期检查登记,及时更换或补充,始终保持有效状态。

8. 加强节假日安全教育和重点部门的巡视,确保安全。

9. 建立健全消防安全重大突发事件处理预案和单位安全责任制。

十六、中心分站管理制度

1. 分站实行 24 小时值班制度。

2. 值班人员必须提前 10 分钟到站进行交接班,做好班前准备工作,填写交接班记录,不得以任何理由影响出救。接班人未到,上一班人员不得离岗,严禁脱岗。

3. 分站值班车辆、人员必须无条件服从中心调度指挥,不得以任何理由拒绝出救。

4. 分站直接接到急救任务需向中心调度报告,得到同意方可出车,如与中心调度发生冲突必须服从中心调度命令。

5. 分站值班人员应遵守所驻单位规章制度。

第二节 人员职责

一、急救中心(站)主任(站长)职责

1. 在上级领导及卫生行政部门的领导下,全面负责急救医疗中心(站)的医疗救护、教学、科研、人事、财务、车辆和总务等工作。

2. 认真贯彻执行党的路线、方针、政策和国家的法律、法令。

3. 主持制订中心(站)工作计划并组织实施,按期检查、总结工作,定期向上级领导汇报。

4. 负责组织、检查医疗急救工作,定期随车出诊,并采取积极有效的措施,不断地提高急救质量。

5. 遇有重大灾害、事故,必须及时向卫生行政部门报告,并亲临现场,参与指挥抢救。

6. 负责组织、检查急救教学和业务技术学习。

7. 负责领导、检查中心(站)科研工作计划的拟订和贯彻执行情况,采取措施,促进研究工作的开展。

8. 教育职工树立全心全意为人民服务的思想和良好的医德医风。督促检查以岗位责任制为中心的规章制度和急救操作规程的执行,严防差错事故的发生。

9. 根据有关规定,主持中心(站)工作人员的任免、晋升、奖惩、职称评聘、调动、进修等工作。

10. 加强后勤工作的领导,督促检查财务收支工作。审查急救车及其他物资采购计划,审查预决算,审签发票,严格执行国家财会制度。

11. 改进工作作风,密切联系群众,关心职工生活,及时研究和处理人民群众对中心(站)工作的意见。

12. 副主任协助主任工作,受主任委托分管部分行政、业务工作,对主任负责。

13. 完成上级领导交办的其他事宜。

二、办公室主任职责

1. 在中心(站)主任(站长)的领导下,负责急救医疗中心(站)的日常管理工作。

2. 安排各种会议,做好会议记录,负责起草中心(站)的工作计划、总结,草拟有关文件,并负责督促其贯彻执行。

3. 负责文件的收发登记、转递传阅、立卷归档、保管利用等工作。

4. 负责本室人员的政治学习,领导有关人员做好印鉴、文印、外勤、统计、通讯联络、人民群众来信来访处理、参观及接待等工作。

5. 组织宣传、劳动工资、人事、统战、精神文明等工作。

6. 完成中心主任(站长)临时交办的其他工作,副主任协助主任工作。

三、通信调度科长职责

1. 在中心(站)主任(站长)的领导下,认真做好调度科的管理工作。

2. 负责制订调度科的工作计划,人员排班、考勤、考核工作,定期总结汇报。

3. 负责组织本科室人员的业务学习,指导调度人员执行规范和规程,做好通讯设备的应用和维护,带领调度人员认真学习通信调度方面的新知识、新技术,定期开展业务培训、考核,不断提高调度水平。

4. 定期检查通讯设备运行情况,发现问题及时处理、及时汇报,确保通讯畅通。

5. 负责本科室人员的政治学习,加强调度人员的思想政治工作和医德教育,不断提高文明服务质量。

6. 督促检查调度人员执行各项规章制度及通讯技术规程情况,对违反者严肃批评并责令及时纠正,提出处理意见并上报中心领导。

7. 认真收集、整理、保管好调度工作的各种资料,定期归档,以便查阅。

8. 完成领导交办的其他事宜。

四、调度员职责

1. 在调度科长领导下工作。负责接听、记录、录音急救电话,调度车辆和急救人员。

2. 严格执行交接班制度,上班后要了解当班次医、护、驾人员情况及车辆的状况,做到心中有数,合理调度。

3. 接听呼救电话必须动作迅速、准确,简要询问病情、地址、等车地点,并做好记录。同时督促及时出车,并进行全程跟踪。

4. 接听呼救电话时,要做到态度和蔼、热情,使用礼貌、文明用语。

5. 坚守工作岗位,不得擅离职守。

6. 遇有突发性灾害事故或重大伤亡事件,必须果断调度指挥,快速调度首批车辆,及时报告领导,迅速组织后备急救力量。

7. 随时与急救人员保持联系,了解各值班车的位置和急救情况,以便正确及时调度,确保急救任务的完成。

8. 必须及时、准确地填写各项记录和日报表。

9. 负责急救电话和通讯器材的管理与使用,确保畅通,发现问题及时报告。

10. 无车出救必须向呼救方解释清楚原因,并留有详细记录及录音,以免引起纠纷。

11. 严格执行中心(站)各项规章制度和通讯技术操作规程。认真学习通信调度方面的新知识、新技术,不断提高服务质量。

12. 负责指挥中心或调度室和值班室清洁卫生工作。

13. 完成领导交办的其他事宜。

五、急救科长职责

1. 在中心(站)主任(站长)的领导下,具体组织实施中心(站)的医疗急救、教学、科研工作。

2. 负责制订本科工作计划并组织实施,经常督促检查,定期总结汇报。

3. 负责本科人员的行政管理和业务指导及排班、考勤、考核工作,加强与各科室及各医院急诊科的联系和协作。

4. 主持本科人员的政治学习。加强对各级医护人员的思想政治工作和医德教育,不断提高急救服务质量。

5. 深入急救现场,检查督促本科人员认真执行各项规章制度和技术操作常规,防止医疗差错事故的发生。

6. 对医疗急救中发生的重大差错、事故,应及时登记、报告,并组织调查讨论,书面向中心(站)领导提出处理意见。

7. 组织全科人员学习、运用国内外医疗急救先进经验,开展新技术、新疗法,进行科研工作,及时总结经验。

8. 负责实施、检查本科医务技术人员的业务学习、训练和技术考核,提出晋升、奖惩意见,并妥善安排进修、实习人员的培训工作。

9. 负责组织实施群众自救、互救知识的宣传、指导工作。

10. 督促检查急救药品、器械的供应和管理工作。

11. 抓好急救病案质量,做好医学统计和各种医疗文件及时归档与保管工作。

12. 完成中心(站)领导临时交办的其他工作,副科长协助科长工作。

六、医生职责

1. 在急救科长的领导下,负责完成医疗急救、教学、科研任务。

2. 负责院前医疗急救工作。服从调度指挥,按时随车出诊。遇有困难,应及时向科长请示。

3. 认真执行各项规章制度和技术操作规程。强化服务意识,提高医疗质量,严防差错事故的发生。

4. 认真严谨地向患者或家属介绍病情及抢救远教情况,要求相关人员签字,防范医疗纠纷。

5. 认真书写急救病历,并及时录入电子病历。要求书写规范、描述准确、字迹清楚、项目齐全。及时总结抢救过程中的经验教训。

6. 用药合理规范。应熟练掌握现场急救各项技术,熟练掌握抢救设备、器械的性能和使用方法及操作规范。

7. 负责病人转运途中的医疗急救工作,及时掌握病情变化,采取有效急救措施。送达医院后,必须向医院医务人员交代病情,做好交接。

8. 认真学习、运用国内外先进的医学科学技术,积极开展新技术、新疗法,参加科研工作,及时总结经验。

9. 遇重大抢救和灾难性事件应及时向中心(站)领导汇报。

10. 协助科长加强对进修、实习人员的培训和日常管理工作。

11. 爱岗敬业,求真务实。在提高抢救水平上下工夫,以病人为中心,做好优质服务。

12. 完成领导交办的临时性急救任务。

七、护士长职责

1. 指导护理业务技术、科研、教学工作。

2. 负责护理人员工作排班,制订护理工作计划,检查护理质量和服务质量,及时总结经验。

3. 督促检查护理人员配合医生做好出诊抢救工作及执行医嘱。

4. 督促护理人员认真执行各项规章制度和技术操作规程,严防差错事故的发生。

5. 督促检查出救前的准备工作,各种急救药品、器材应定量、定点、定位放置,并及时补充、更换。

6. 督促护理人员做好急救车内消毒工作,防止交叉感染,保持车内外清洁、整齐和有效的工作环境。

7. 完成中心(站)领导临时交办的其他工作。

八、急救护士职责

1. 做好出车前的准备工作。配合医生检查、补充各种急救器械、药品,保证处于良好的备用状态。

2. 迅速准确地协助医生进行抢救工作,严格执行医嘱,认真查对,密切观察病情变化,并及时报告医生。严格按照规定做好医疗废弃物处理工作。

3. 严格执行各项规章制度和技术操作规程,严防差错事故的发生。

4. 认真学习专业理论,熟练掌握抢救技术,总结抢救经验,提高抢救水平。

5. 做好急救车内卫生和消毒工作,防止交叉感染。协助护士长做好管理工作,建立良好的工作秩序,不断改进工作。

6. 负责完成领导交办的临时性急救任务。

九、药剂师职责

1. 拟订药材预算、采购计划,经中心主任(站长)批准后组织实施。

2. 负责处方调配,进行药品的分发、保管、消耗、回收、登记、统计等工作。

3. 认真执行各项规章制度和技术操作规程,严格管理好毒、麻、限、剧与贵重药品。经常检查药品的使用、管理情况,发现问题及时处理,并向上级报告。

4. 经常深入急救科室,了解用药情况,征求用药意见,介绍新药知识,不断改进药品供应工作。

5. 完成领导交办的其他事宜。

十、车管科长职责

1. 在中心(站)主任(站长)的领导下,做好车辆管理工作并负责驾驶员考勤、排班。

2. 拟订本科工作计划,经批准后组织实施。经常深入一线,掌握驾驶员动态及车辆运行情况。定期做好各种总结、统计工作。

3. 建立健全车辆管理档案,记好台账。督促检查驾驶员做好车辆的车容、车貌、车况及例保和节油等项工作。

4. 督促检查各项规章制度的执行情况,对违章违纪、交通事故负责查处,并提出处理意见上报中心(站)领导。

5. 抓好安全教育,定期组织驾驶员学习业务技术及安全知识,建立健全驾驶员安全档案。

6. 教育本科职工树立全心全意为人民服务的思想,改善服务态度,一切以病人为中心,争分夺秒,安全高效地接送病人。

7. 完成领导交办的其他事宜。

十一、驾驶员职责

1. 在车管科科长的领导下做好本职工作。服从值班调度的指挥,迅速出车,在保证安全的同时快速完成急救任务。

2. 负责处理各种出车信息,执行任务过程中保持通讯畅通。

3. 定期做好车辆的检修、保养和清洗消毒工作，保持车况良好，节约油料，安全行驶，详细记录车辆运行情况。

4. 严格遵守交通规则和警灯、警报器的使用规定，认真执行操作规程，确保行车安全。任务完成后立即返回，不私自出车。

5. 遵守各项规章制度，严格执行交接班制度，接班人员未到，当班人员不得离岗。接班人员必须提前10分钟到岗，做好出车前的准备。下班后要将车辆加足油、水，及时排除故障，发现问题及时向车管科科长报告。

6. 与医务人员密切配合，共同完成急救医疗任务。执行任务时要服从医务人员指挥，并协助抬送病员上、下车。

7. 积极参加政治、业务、安全及急救知识和技能学习，不断提高道德修养和自身素质。全心全意为伤病员服务。

8. 爱护公物，保管好车上的器材和工具，并做好防火工作。

9. 完成领导交办的其他事宜。

十二、担架员职责

1. 在随车医生领导下工作，负责伤病人员的搬运工作。

2. 上班前应认真检查担架完好状况，发现问题及时报修或更换。

3. 服从随车医生指挥，确保伤病员搬运过程中的安全。

4. 必须树立全心全意为人民服务的思想，在工作中要做到不怕脏、不怕累，视病人如亲人。

5. 严格执行中心(站)各项规章制度，积极参加中心(站)组织的各项政治活动。

6. 完成领导交办的其他事宜。

十三、后勤(总务)科长职责

1. 在中心(站)主任(站长)的领导下，积极做好后勤保障工作，教育本科职工树立后勤工作为急救一线服务的思想，不断改善服务态度，提高服务质量。

2. 负责单位的物资供应、设备维修、基建、安全保卫、环境卫生和绿化等工作。

3. 督促检查各类物资的保管工作,切实落实防火、防盗、防潮、防霉、防鼠的各项措施。

4. 了解急救及有关部门的需求,根据人力、物力和财力情况,制订工作计划,检查督促执行情况,研究工作中存在的问题,改进工作,总结经验。

5. 组织后勤人员学习业务知识,提高服务水平。

6. 做好进修、实习人员的生活接待。

7. 督促本科职工严格执行各项规章制度,认真做好本职工作。修旧利废,防止浪费,为单位增收节支出谋划策。

8. 完成领导交办的其他事宜。

十四、财务科长职责

1. 在中心(站)主任(站长)的领导下,负责单位的财务工作。教育本科人员树立为一线服务的思想,保证急救任务的完成。

2. 及时贯彻、落实国家及有关部门颁发的财务制度和法令、法规,严格执行财务制度,遵守国家财经纪律。

3. 按照物价部门规定的收费标准,合理地组织收入。根据单位特点、业务需要和节约原则,精打细算,节约行政开支。定期向领导提供收支分析表,为单位增收节支出谋划策。

4. 根据部门预算,正确、及时地编制年度财务计划。按照规定的格式和期限正确编制会计报表,经主任(站长)核准签字后上报。

5. 督促检查各种经费的开支标准,严格控制预算定额。及时清理债权、债务。

6. 负责保护单位财产的安全,进行经费的监督和必要的检查,并经常清查库存,克服浪费,以防止不良现象的发生。

7. 负责单位的财务管理及其他有关财务制度的执行、掌握和监督。

8. 组织好日常财务收支核算,负责检查原始凭证是否真实有效,审核业务活动各环节上报财务支出事项的手续是否齐全,程序是否合法,报支是否合理。收入是否及时、足额入账,保证资金正常运转。

9. 定期核对往来,及时清理债权、债务,追收应收账款,严格控制呆账。

10. 完成领导交办的其他事宜。

十五、分站长职责

1. 在中心(站)的领导下,负责分站的全面工作。

2. 负责分站人员的工作安排,并定期随车出诊,及时解决问题,不断提高急救质量。

3. 认真贯彻执行中心(站)制订的工作计划,定期组织检查,及时向中心(站)领导汇报。

4. 认真执行中心(站)各项规章制度和急救操作规程,严防差错事故的发生,对差错事故提出处理意见,及时上报中心(站)。

5. 教育职工树立全心全意为人民服务的思想和良好的医德、医风。及时处理人民群众对分站工作的意见。

6. 加强急救人员业务培训,提高急救水平。

7. 完成领导交办的其他事宜。

十六、医疗救护员职责

1. 在急救科长的领导下,开展现场部分急救处置工作。

2. 上班前应认真检查车载设备(包括担架),确保完好,安全使用。

3. 服从随车急救医师的急救技能指导,熟练掌握相关急救技能及操作步骤,确保伤病员在现场处置和转运过程中的安全。

4. 在急救医师到达前或到达后,开展对常见急症进行现场初步处理;通气、止血、包扎、骨折固定等初步救治;现场心肺复苏以及搬运、护送患者工作。

5. 遵守各项规章制度,严格执行操作规范,不得超范围开展院前医疗急救工作。

6. 必须树立全心全意为人民服务的理念,工作中要服从急救医师的指挥,不怕脏、不怕苦、不怕累。

7. 完成领导交办的其他事宜。

第十章　考核评价、培训、科研

第一节　考核评价

一、考核主体

按目标管理要求实行逐级分层考核,急救医疗中心(站)接受上级卫生行政部门和业务指导部门的考核。

二、考核内容

1. 按照《急救医疗中心(站)绩效考核标准》执行。

2. 考核标准说明:

(1)考核标准共分七个部分:行政管理(100分);医疗技术(150分);队伍建设(160分);调度指挥(180分);医疗装备(170分);医疗服务(190分);卫生应急(50分)。

(2)考核标准共1 000分:900分以上(含900分,下同)为优秀;800分以上、900分以下为良好;700分以上、800分以下为及格。

(3)被评单位年度获得市(厅)级以上荣誉的,给予加分。国家级加30分;省(部)级加20分;市(厅)级加10分。

(4)被评单位年度较好完成较大指令性任务获得单项奖励的,省(部)级加10分;市(厅)级加5分。

(5)本标准考评方法中的"查阅资料"以查核相关原始文件、证件、记录、登记、统计等,一般不以复印件为据;"随访"指依据标准基本要求随时访问被评单位相关科室人员或社会相关部门人员以及患方人员。

(6)本标准每项扣分除注明可超"标准分"继续扣分的以外,均以扣完本项基本要求标准分为止,一律不倒扣。

3. 急救医疗中心(站)绩效考核标准:

一、行政管理　　100分

标准	基本要求	标准分	考评方法	扣分标准
1. 领导体制健全,管理队伍建设规范(30分)	1-1实行主任(站长)负责制;落实任期目标责任制;坚持民主集中制;领导班子团结;分工合理、职责明确并能落实	15	查阅文件资料、随访、座谈或问卷调查(不记名,下同)	1项做不到扣2分(扣完本条基本要求标准分为止,不倒扣。下同)
	1-2领导干部具有本科及其以上学历、中层干部大专及其以上学历;所有中层(含副职)及其以上干部上岗前后经过省、市卫生管理培训并经考核合格	10	查阅证件、资料,随机抽考管理知识	有1人学历不符合扣1分;有1人未经过培训或抽考不合格扣1分
	1-3认真落实省卫生厅"六个必须执行",有措施、有奖惩;无媒体负面报道	5	查阅资料、实地考察与了解	1项未执行扣2分;有1次负面报道扣5分
2. 组织机构健全,管理科学规范(60分)	2-1科室设置科学合理、职责明确,与其功能和任务相适应;至少急救、调度、车辆、办公室独立设置	5	查阅资料、随访	应独立设置的每少1个或有1个职责不明确(或说不清)扣2分
	2-2有建设发展规划、年度计划和总结	5	查阅资料、随访	缺1项扣2分;内涵不符要求1项扣1.5分
	2-3各项日常工作制度、岗位职责和工作流程健全、落实	25	查阅资料、实地考察与随机抽问	制度、职责、流程(3项)有1项不健全扣5分;抽问5人,1人不熟悉扣3分

标准	基本要求	标准分	考评方法	扣分标准
	2-4 固定资产管理、招投标工作符合规范要求；安全保卫工作责任制落实	15	查阅资料、实地察看与随访	有1项不规范或不落实扣5分
	2-5 无医疗事故和车辆责任事故；有防范和处理预案并能落实	10	查阅资料、随访与抽问	发现1起扣2分；每隐瞒1起扣10分；有1项无预案或有预案而未落实扣5分，落实不全扣2~3分（上述所有要求以扣完本条标准分50分为止）
3. 建筑要求符合建设标准（10分）	3-1 建筑面积不低于8 000 m²	5	结合建筑图纸现场查验	不符合标准不得分
	3-2 建筑质量合格、功能布局合理、科学、实用	5	现场查验	不符合标准不得分

二、医疗技术　　150分

标准	基本要求	标准分	考评方法	扣分标准
1. 开展技术项目符合标准（60分）	1-1 能开展各项必备现场急救和途中救护医疗技术项目（见附件一）	60	查阅资料、装备，随访及抽问	每少1项扣3分

标准	基本要求	标准分	考评方法	扣分标准
2. 急救技能操作熟练(50分)	2-1 止血、包扎、固定、搬运;静脉穿刺、环甲膜穿刺、吸痰;心电图、监护仪、除颤器、呼吸机应用;常见心电图识别、心肺复苏、气管插管、体表起搏、面罩给氧等技术操作熟练	50	多种形式随机抽考(不少于10名,每名每类不少于1项)	1人1项不会做或做不对扣5分;不熟练扣2.5分
3. 技术管理规范(40分)	3-1 急救病历格式统一、规范(见《急救医疗中心(站)建设管理规范》),合格率在90%以上	20	查阅病历50份	90%以下有1份不合格扣3分
	3-2 现场和转运途中急救处理率(不含转院、送回家)80%以上、处理正确率100%	10	查阅病历、问卷函调与家庭随访	每下降1%扣2分;发现1例病历与函调或家访不符合扣5分
	3-3 医护人员具备执业资质	10	查阅资料、随访或问卷调查	发现违规不得分

三、队伍建设　　160分

标准	基本要求	标准分	考评方法	扣分标准
1. 人员结构合理,适应功能需求(50分)	1-1 医生45周岁以下具有本科及其以上学历的占85%以上;护士40周岁以下具有大专及其以上学历的占30%以上	20	查阅资料、学历证书,结合随访	85%以下有1人学历不达标扣5分

81

标准	基本要求	标准分	考评方法	扣分标准
	1-2 驾驶员全部具有高中以上学历；参加相关急救培训；经考核合格	10	查阅资料、学历证书，结合随访	3项，缺任何1项属不达标，发现1名不达标扣2分
	1-3 调度员大专以上学历占85%以上；有初级英语会话能力	10	查阅资料、学历证书及实地考察	学历每下降1个百分点扣2分；英语会话能力1人不合格扣0.5分
	1-4 一线医、护、驾、调人员占总人数65%以上（按每4万人口一辆车，每车1医、1护、1驾、1担配备）	10	查阅资料，结合实地随访抽查复核	每下降1个百分点扣1分；复核有1人与资料不符扣10分
2. 继续教育规范、整体素质良好（85分）	2-1 有各类人员继续教育规划（或大纲）和年度计划并能组织实施和落实	20	查阅资料，结合随访、座谈或问卷调查	缺1类人员规划（大纲）或计划扣4分；有而未实施，1类扣4分；实施不全，1类扣2分
	2-2 继续教育内容全面，涵盖：(1) 相关法律、法规、规章、规范、伦理道德等；(2) 各种管理与业务预案、方案、常规等；(3) 基本理论、基本知识与基本技能	15	查阅资料，结合随访、座谈或问卷调查	缺1类扣5分；每类不全扣2.5分
	2-3 每年2次考核与操作演练，相关制度健全落实	10	查阅资料，结合随访、座谈或问卷调查	无制度或有制度未落实不得分；落实不全扣5分

标准	基本要求	标准分	考评方法	扣分标准
	2-4 各类人员接受继续教育率 100%。考核合格率＞95%	10	查阅资料、抽查考核	1 项不达标扣5 分
	2-5 急救医、护人员"三基"训练考试合格率 100%	20	查阅资料，随机抽考10 名	80 分为合格,1人不合格扣5 分
	2-6 建立健全继续教育档案,建档率达 100%,内容全面,记录完整	10	查阅资料,抽查复核	建档率不达标不得分;不全面或记录不完整扣 5 分;复核有 1 人记录不真实扣10 分
3. 开展学术活动,促进科技进步（20分）	3-1 省级或以上学术会议收集论文数≥10 篇/3 年;省、市或以上刊物发表论文数≥6 篇/3 年	10	查阅、审核资料	每少 1 篇扣 2分;省以上刊物（核心期刊）每超一篇加2 分
	3-2 市级或以上专项科研项目或课题≥1 项/3 年且完成率 100%	10	查阅、审核资料	前两项 1 项做不到扣 5 分;承办市级以上学术会议加 2分;获得市级科技进步二等奖以上每项加5 分
4. 做好科普工作（5分）	4-1 每年采用各种形式开展急救知识等科普宣传不少于 3 次	5	查阅资料、随访抽查复核	每少 1 次扣 2分;复核 1 次不真实不得分

四、调度指挥　180分

标准	基本要求	标准分	考评方法	扣分标准
1. 指挥调度信息系统健全（110分）	1-1 建有 120 急救指挥调度系统,系统运行稳定 (1) 应急电源子系统,建有与系统运行相匹配的不间断电源 (2) 120 语音通信子系统 (3) 录音录时子系统 (4) 计算机辅助 120 受理调派子系统 (5) 地理信息（GIS）子系统 (6) 卫星定位（GPS）及车载子系统,每车必配 (7) 视频监控及大屏幕子系统 (8) 数据管理子系统,定期统计各种数据 (9) 院前－院内通讯（平台）子系统 (10) 领导决策子系统	80	查看现场、测试设备	未建立不得分;缺少 1 个子系统扣 8 分;1 个子系统运行不稳定扣 4 分
	1-2 系统运行管理有序,相关规章制度、职责与操作程序或规程健全落实	20	查阅资料、现场演示与考核	1 项不健全或不落实扣 7 分
	1-3 建有无线调度指挥系统 (1) 系统运行稳定 (2) 系统覆盖服务区域、无盲区且具有一定的抗干扰能力 (3) 音质清晰,满足急救需要	10	现场演示	未建立不得分;1 项不符合要求扣 3 分

标准	基本要求	标准分	考评方法	扣分标准
2. 调度指挥管理规范(30分)	2-1 岗位设置规范,排班科学合理,备班充分并能落实	10	查阅资料、实地考察复核	1项不符扣5分
	2-2 规章制度、岗位职责健全落实;熟悉调度要求与程序	10	查阅资料、实地考察与抽查考核	1项不符合要求或不落实、不熟悉扣10分,做不全扣5分
	2-3 与调度指挥相关的管理及技术人员计算机技术培训率及计算机应用能力(初级)考试合格率>95%	10	查阅资料、抽查复核	95%以下1人不合格扣5分
3. 调度质量控制达标(40分)	3-1 急救回车率小于3%	40	调阅资料,审核统计数据	每上升1个百分点扣1分
	3-2 呼救受理率100%			每下降1个百分点扣1分
	3-3 平均摘机时间<6秒			每上升1秒扣3分
	3-4 120电话平均受理时间<60秒			每上升1秒扣2分
	3-5 3分钟出车率达100%			每下降1个百分点扣1分

五、医疗装备   170分

标准	基本要求	标准分	考评方法	扣分标准
1. 医疗装备适应功能需要(110分)	1-1 急救车数量能满足服务区域内急救医疗任务的基本需求,达到1辆/4万人;全部配备监护型救护车	60	查阅资料、现场查看	按城区人口每少1辆扣4分

标准	基本要求	标准分	考评方法	扣分标准
	1-2 负压车≥1辆。	5	实地查看	
	1-3 有急救指挥车,性能、设施符合指挥需求,管理到位,专车专用	15	实地查看,结合随访或问卷调查	无或性能、设施不符合要求,不得分;管理制度不健全或不公开扣10分、不落实或发现1次非急救指挥用车扣15分
	1-4 救护车配置药品及医疗器械符合标准[参见《急救医疗中心(站)建设管理规范》]	30	查阅资料,现场查看急救车总数的30%,查看每辆急救车装备	发现1辆不达标扣5分
2. 装备管理规范,运行状态良好(60分)	2-1 车辆、设备、药械及防护用品等装备,购置、使用、维修、保养、更新、报废等规章制度和管理人员岗位职责健全落实	20	查阅资料、实地随访、抽查考核	缺1项制度、职责或1项不落实扣5分,落实不全1项扣3分
	2-2 急救车辆与各种医疗设备能保持性能良好正常运行,运行良好率≥95%;车载急救药品器材品种、数量、质量始终保持备用常态,无假劣、过期或缺失	30	查阅资料,现场查看急救车总数的30%,查看每辆急救车装备	良好率95%以下,有1辆车或1种设备运行不正常扣5分;1辆车药品器械有假劣、过期或缺失扣3分

标准	基本要求	标准分	考评方法	扣分标准
	2-3库存(含卫生应急储备)药械无假劣	10	实地检查	发现1种假劣不得分

六、医疗服务　　190分

标准	基本要求	标准分	考评方法	扣分标准
1. 急救网络健全，满足服务需求(115分)	1-1分站按每10万～15万人口一个，经卫生行政部门批准设置，布局合理，装备齐全，管理规范，服从统一调度，服务良好	85	查阅资料、现场查看(随机抽查3～4个)	分站数量每少1‰扣1分；有1个分站设置审批、布局、装备、管理、调度、服务不达标1项扣2分
	1-2在卫生行政部门统一领导下，与分站及辖区医院做到区域、职能、分工明确，相互联络与协调机制健全，形成高效率的院前医疗急救服务网络	20	查阅资料、随机抽查、随访与复核	区域、职能、分工不明确扣10分；1项机制不健全扣5分
	1-3与辖区110、119等联动服务机制健全落实	5	查阅资料、随访	1项不达标扣2.5分
	1-4与机场、车站、码头等重要公共场所建立联系，保持通讯畅通	5	查阅资料、电话随访	1个场所未建立联系扣3分、不能持续保持通讯畅通扣1分

标准	基本要求	标准分	考评方法	扣分标准
2. 以病人为中心，服务热情周到（60分）	2-1 应急反应迅速，接到派车指令，3分钟内出车，到达现场及时施救与转送救护	20	查阅资料，随访或随机电话抽查复核	出车原始资料记载1次不达标扣1分；抽查复核施救与转送救护1项/1人不达标扣5分
	2-2 坚持以抢救生命为宗旨，实行就近、就急、满足专业需要和符合患者意愿的转运原则合理转运病人；切实做好转运救护、联络和交接工作	20	查阅资料、随访或电话抽查了解	未按原则转运，1例扣10分；造成医疗纠纷或不良后果的，1例扣15分；转送救护、联络、交接不达标，发现1例扣5分
	2-3 抵达救护现场的救护车标志规范、醒目，警报声洪亮、清晰；参与救护、转运的人员着装规范整洁，举止端庄，语言文明，态度和蔼，服务热情、周到、细致，无徇私行为，病人及其家属对急救医疗服务的满意度≥90%	10	查阅资料、电话抽查或问卷函调	1项1次不达标扣2分（查实有徇私行为的扣5分）；满意度每下降1%扣2分
	2-4 救护车在显要位置公示收费价格	5	现场查看	价格公示，醒目易见。一辆车没有扣2分
	2-5 辖区指令性大型活动的急救医疗保障与日常长途转运服务，任务落实，管理制度健全，服务周到	5	查阅资料、电话抽查	1项不达标扣5分，做不全扣2.5分

标准	基本要求	标准分	考评方法	扣分标准
3. 正确对待投诉，不断改进服务（15分）	3-1 对来信来访、媒体负面报道等各种形式的投诉与批评意见有专人负责登记、调查、汇报与处理，并有翔实记录	5	查阅资料、随访	基本未做到不得分，做不全扣2分
	3-2 对每一件投诉或批评意见，主要领导或分管领导有处理与改进意见	5	查阅资料、随访	基本未做到不得分，做不全扣2分
	3-3 经办部门或经办人要将调查结论与领导处理和改进意见及时通报本单位相关部门与当事人，并向投诉、批评者或媒体反馈调查处理意见与改进情况	5	查阅资料、随访、电话抽查或函调复核	基本未做到或复核发现1例不真实（与记录不符）不得分；做不全扣2分

七、卫生应急　　50分

标准	基本要求	标准分	考评方法	扣分标准
1. 应急准备充分（20分）	1-1 应急组织、队伍健全，对各类突发事件应急预案、工作流程与岗位职责熟悉并已通过培训和演练落实	10	查阅资料，实地查看、抽查考核	1项不健全扣2分；未培训演练扣5分；抽考5人，1人不及格扣2分
	1-2 装备与物资储备符合《全国医疗机构卫生应急工作规范（试行）》（简称《规范》）或江苏省医疗机构卫生应急物资储备目录规定	5	查阅资料、实地查看	1项不符合扣2分
	1-3 发生重大突发公共卫生事件，有车辆洗消的条件并能达到相关质量要求	5	实地查看	不符合不得分

标准	基本要求	标准分	考评方法	扣分标准
2. 应急管理规范（10分）	2-1管理制度健全并能落实（至少有：卫生应急的组织、队伍、通讯与调度、报告与信息、现场急救、转送分流、车辆与装备、物资储备等管理制度）	10	查阅资料、随访与抽查考核	缺1项制度扣2分；1人对制度不熟悉扣2分
3. 应急处置及时正确（20分）	3-1突发事件应急调度、指挥与报告符合预案及《规范》要求	10	查阅资料，随访或随机考核	1人不熟悉要求或考核不合格扣5分
	3-2突发事件应急现场急救和分流转送伤病员符合预案及《规范》要求	10	查阅资料，现场考核或演练	1人不熟悉要求或考核不合格扣5分

注：县(市)急救站酌情参照此考核标准执行。

三、评价指标

主要评价指标：

1. 平均出车时间：≤3分钟

平均出车时间指值班车辆接到出车指令后到出车的平均时间。

2. 平均调度时间：≤1分钟

平均调度时间指问清呼救信息到发出调度指令的平均时间。

3. 回车率：≤3％

回车率是指受理急救呼救中因故未能调度出车次数占呼救受理总数的百分比。

4. 急救处理率：≥80％

急救处理率是现场和转运途中处理的病人数占总病人数的百分比(不含转院、送回)。

5. 车辆运行良好率：≥95％

运行良好车日占总车日的比重称为车辆运行良好率(车辆良好率＝良好车日/总车日×100％)

6. 社会综合满意度：≥90％

社会综合满意度是指通过调查群众和社会各阶层、部门对院前医疗急救满意数占被调查总数的百分比。

第二节　培　训

一、培训对象

1. 急救医疗中心(站)：医生、护士、调度员、驾驶员、担架员及其他工作人员。

2. 社会团体、企事业单位及个人。

二、培训内容

1. 急救人员培训内容：

(1) 医生培训内容主要有：院前医疗急救技术、常见急症抢救、外科急症抢救、急性中毒抢救、各系统急症抢救及妇科、传染科、五官科急症抢救；院前医疗急救新技术、新项目；院前医疗急救现状；卫生法规及其相关法规；心理学及关系学；各种急救设备及器材的使用；其他需要培训的内容。

(2) 护士的培训内容主要有：常用积极技术；常规护理技术；常用急救设备的使用；护理新技术、新项目；卫生法规及心理学；院前医疗急救现状；其他需要培训的内容。

(3) 调度员的培训内容主要有：办公自动化；"120"指挥系统应用；通信知识；外语、普通话；医疗优先分级调度系统继续教育内容或各种急症知识及其自救、急救要点；卫生法规及其相关法规；心理学及关系学，沟通技巧及其他需要培训的内容。

(4) 驾驶员培训的内容主要有：汽车管理、使用、维修；各种急救知识及其自救、急救要点；急救五项技术；"120"指挥系统知识；心理学及公共关系学；卫星定位及其车载台知识；其他需要培训的内容。

（5）担架员培训的主要内容有：各种情况下抬担架的动作要领和基本要求，各种担架的使用；基本急救常识；其他需要培训的内容。

2. 社会团体、企事业单位及个人培训的主要内容有：基本急救常识、基础技能等。

三、培训要求

急救医疗中心（站）工作人员必须经过岗前培训合格方可上岗，医生、护士必须取得执业资格并经过 4～6 个月的急救进修方可上岗，急救医疗中心（站）工作人员一般每年培训 1～2 次，医生、护士的业务学习一般每月一次。

急救医疗中心（站）工作人员的培训应按每年的培训计划组织实施，培训结束后组织考试，并与绩效挂钩。

社会团体、企事业单位及个人的培训应争取相关部门的支持和配合，通过培训，掌握自我防护、自救及服务对象在可能发生意外伤害时的急救技术操作。

第三节 科 研

一、科研的组织

1. 成立科研领导小组，负责科研工作的组织、实施、评价、申报。

2. 科研应纳入当地医疗卫生科研规划统筹安排。

3. 每年保证一定的经费开展科研项目。

4. 课题应经专家讨论，实施过程中应定期检查进度、总结分析、结束后及时组织专家评估。

5. 课题结束后应申报科研成果，并适时进行总结表彰。

二、科研范围

（一）急救医疗管理方面

1. 急救医疗中心（站）的规范建设与职能定位；

2. 急诊、急救学科与人才队伍建设；

3. 急诊、急救各种技术规范与质量控制；

4. 突发事件紧急医疗救援预案的制定与实施；

5. 急救绩效考核细则的制定与实施；

6. 急诊、急救风险防控与管理；

7. 急救绿色通道的建设与管理；

8. 急救病历书写与管理；

9. 新医改形势下，急救医疗资源配置与规范管理（如通讯设备、抢救设备、交通工具、应急物资等）；

10. 急救管理方面的其他问题。

（二）急诊、急救医疗专业技术方面

1. 各类内、外、妇、儿科，五官科等急症的急诊急救技术研究；

2. 各类创伤的急诊急救；

3. 各种灾害、事故紧急医疗救援的经验与教训；

4. 各种中毒、传染病、急、危、重症的急诊急救与监护、转运；

5. 各种新知识、新方法、特色技术在院前医疗急救中的应用；

6. 国际心肺脑复苏指南的临床应用及推广；

7. 空中急救、水上急救相关问题；

8. 急救科研教学与继续医学教育；

9. 急救培训和急救技能的普及与推广；

10. 急诊、急救医疗专业技术方面的其他问题。

（三）信息系统建设方面

1. 急救指挥调度系统的优化设计与升级换代；

2. 重、特、大突发事件及灾害事故通信调度指挥；

3. 各种新技术、新设备在院前医疗急救指挥调度中的应用。

（四）急救运输方面

1. 急救车的装备现代化；

2. 急救运输在急救中的地位和作用；

3. 车辆管理及安全防范。

第十一章　急救医疗服务规范

第一节　规范化服务总则

一、总体要求

按照医疗机构从业人员行为规范的总体要求,做到以人为本,遵纪守法,依法执业,尊重患者,关爱生命,优质服务,恪守医德,严谨求实,精益求精,爱岗敬业,团结协作,乐于奉献,热心公益。最大限度地满足人民群众的急救需求,全面提升院前医疗急救服务水平,规范服务行为,推动急救事业和谐健康发展,做人民群众生命健康的守护神。

二、道德准则

忠诚事业,诚实守信,爱岗敬业,无私奉献,

德技双馨,精益求精,救死扶伤,分秒必争,

严谨求实,争创一流,团结协作,热情服务,

遵循原则,倡导和谐,慎言守密,廉洁自律。

三、规范化服务用语

倡导和使用文明礼貌用语应当成为院前医疗急救工作人员主动而自觉的行为,文明礼貌的服务,温馨自然的规范用语,应贯穿院前医疗急救工作的全过程。

(一)文明礼貌用语的常用类型及句式

1. 问候语

您(们)好!

2. 迎送语

您请! 请慢走! 再见!

3. 请托语

请问。请稍后。请您配合我们的工作。请不必客气。

4. 致谢语

谢谢您的理解！谢谢您的配合！

谢谢您的帮助！谢谢您的信任！

5. 祝福语

祝您早日康复！祝您一切顺利！您的健康是我们的心愿！

6. 征询语

您需要帮助吗？您有什么困难吗？对我们的工作和服务您满意吗？希望对我们的工作多提宝贵意见和建议！

7. 道歉语

对不起！请原谅！请谅解！很抱歉！

8. 应答语

是的。好的。没关系。请问还有什么需要说明的。

这是我(们)应该做的,很高兴为您服务。

9. 接听电话

您好,"120"急救中心,您有什么需要吗？

(二) 服务禁语

1. 禁止使用忌讳的、无称呼的语句。

2. 禁止使用有损急救医疗中心(站)形象名誉的语句。

3. 禁止使用不文明、不道德的语句。

4. 禁止使用带有攻击性、激化矛盾的语句。

5. 禁止使用语意不明、令人疑惑的语句。

四、仪表行为规范

(一) 着装要求

1. 按工作岗位要求穿工作服上岗,着装整洁规范。

2. 佩戴工号牌上岗(工号牌必须挂在前胸左上方)。

3. 仪表端庄大方,仪容修饰得体(上班不戴戒指、耳环、手镯、手链,不用手机上网聊天,不穿高跟鞋、不抽烟、不浓妆艳抹)。

（二）行为规范

1. 提前到岗，做好准备，不提前离岗，不无故缺岗。
2. 接到急救指令，争分夺秒，投入抢救。
3. 坚持以人为本的人性化服务。
4. 工作场所保持整齐清洁。
5. 工作时不大声喧哗嬉笑，不玩电脑游戏，不打牌，不赌博，不做与工作无关的事。
6. 礼貌待人，态度诚恳，一视同仁，服务周到。
7. 有问必答，有求必应，帮危扶困，方便病人。
8. 严于律己，宽以待人，团结协作，相互支持。
9. 遵纪守法，廉洁奉公，不谋私利，行为规范。
10. 作风严谨，慎言守密，克己忍让，风格高尚。
11. 钻研技术，精益求精，刻苦学习，开拓创新。

第二节　急救人员服务规范

一、医生服务规范

【基本要求】

具有良好的职业道德和爱岗敬业精神，熟练的急救技能，强烈的责任意识，优良的服务态度，确保为病人提供优质、高效、快捷、安全的服务。不谋私利，廉洁行医。尊重患者的人格和权利，为患者保守秘密。认真钻研业务，努力提高院前医疗急救技术水平。团结协作、互相支持，一切为病人着想。

【行为规范】

1. 工作中应精神饱满，仪表端庄，穿着统一工作服，佩戴工号牌，对待患者及家属服务热忱，态度诚恳，语言文明。
2. 准确执行调度指令，确保通信工具畅通。尽快到达现场后，应立即施救，果断处置。
3. 严格执行病员分流原则，视病情及患者和家属要求，及时送达相关医院,并协助搬运病人。

4. 到达医院后,应迅速与接诊医生交接病人,介绍病情及施救情况,并办理交接手续。

5. 当班前和出救回来后,应及时补充药品、材料,检查器械和抢救设备,确保设备性能良好。

6. 及时清洗、消毒车辆,保持车厢内清洁卫生。

7. 处置突发公共事件时,应服从统一安排,做到随叫随到,并积极参与抢救工作。

8. 不以岗谋私,严禁收受任何好处费。

二、护士服务规范

【基本要求】

具有良好的职业道德和爱岗敬业精神,熟练的急救技能,强烈的责任意识,优良的服务态度,确保为病人提供优质、高效、快捷、安全的服务。严格操作规程,积极协助医生抢救病患。团结协作,互相支持,一切为病人着想。

【行为规范】

1. 工作中应精神饱满,仪表端庄,穿着统一工作服,佩戴工号牌,对待患者及家属服务热忱,态度诚恳,语言文明。

2. 急救工作中应认真履行岗位职责,积极配合医生做好处置工作。

3. 在护送转运病人途中,要随时观察患者情况,及时配合医生进行施救。

4. 患者送达医院后,应立即向接诊护士交代病人的生命体征和途中的施救情况。

5. 当班前和出救回来后,应及时补充药品、材料,检查器械和抢救设备,确保设备性能良好。

6. 及时清洗、消毒车辆,保持车厢内清洁卫生。

7. 处置突发性公共事件时,应服从统一安排,做到随叫随到,并积极参与抢救工作。

8. 不以岗谋私,严禁收受任何好处费。

三、驾驶员服务规范

【基本要求】

具有良好的职业道德和爱岗敬业精神,熟练的驾驶技能,强烈的责任意识,优良的服务态度,积极帮助病人排忧解难,团结协作,互相支持。严守交通规则,确保为病人提供优质、高效、快捷、安全的服务。

【行为规范】

1. 工作中应精神饱满,仪表端庄,穿着统一工作服,佩戴工号牌,对待患者及家属服务热忱,态度诚恳,语言文明。

2. 准确执行调度指令,确保通信工具畅通。

3. 急救病人或转运途中,认真执行操作规程,熟悉地形地貌,严守交通法规,谨慎驾驶,将病人快速、安全、平稳地送达目的地。

4. 急救过程中,服从医生指挥,按照分流原则,准确将患者送达相关医院。

5. 当班前和出救回来后,应及时检查车辆,补充油、水,为出救做好充足的准备。

6. 爱护车辆,做到勤检查、勤保养,保证车况性能良好。及时清洗车辆,保持车容车貌整洁卫生。

7. 处置突发性公共事件时,应服从统一安排,做到随叫随到,并积极参与抢救工作。

8. 不以岗谋私,严禁收受任何好处费。

四、担架员服务规范

【基本要求】

具有良好的职业道德和爱岗敬业精神,强烈的责任意识,优良的服务态度,忠于职守,急病人所急,积极帮助病人排忧解难。团结协作、相互支持,确保为病人提供优质、高效、快捷、安全的服务。

【行为规范】

1. 工作中应精神饱满,仪表端庄,穿着统一工作服,佩戴工号牌,对待患者及家属服务热忱,态度诚恳,语言文明。

2. 进入急救现场后,应在医生的指导下,规范搬运病人。

3. 病人抬上担架后,系好安全带,特别是在狭窄的楼道里搬运病人时,一定注意安全,保持担架平稳,避免颠簸而引起再损伤。

4. 送达医院后,将病人平稳、安全地搬运到急诊室病床上,等医护人员交接后方可离开。

5. 任务完成后应及时清点检查设备,返站后协助清扫车辆。

6. 不以岗谋私,严禁收受任何好处费。

五、调度员服务规范

【基本要求】

具有良好的职业道德和爱岗敬业精神,强烈的责任意识和优质的服务态度,确保院前医疗急救工作正常运转,切实履行调度指挥职能,提供优质、高效、快捷的服务。

【行为规范】

1. 工作中应保持良好的精神状态,思想集中,科学安排,合理调度。

2. 在班时间不得擅自离岗、脱岗,呼救电话铃响三声必须接听。普通话标准,用语规范、礼貌、热情、简明扼要。熟悉当地方言。

3. 熟悉辖区地理位置及地形情况,及时准确记录急救电话,清晰下达调度指令,要随时掌握车辆的运行情况,做到心中有数,确保急救任务完成。

4. 发生突发公共事件时应及时上报,同时应启动应急预案,确保应急处置到位。

5. 做好通信设施的维护、保养工作,急救电话严禁他用,确保呼救线路畅通。

6. 自觉履行保密条例的有关规定,严防信息资源泄密。

六、行政管理人员服务规范

【基本要求】

认真贯彻执行党的卫生工作方针,加强制度建设和文化建设,与时俱进,创新进取,努力提升医疗质量、保障医疗安全、提高服务水平,使院前医疗急救事业健康和谐的发展。

【行为规范】

1. 牢固树立以病人为中心的思想,大力加强卫生行风建设,带好头、做表率。

2. 确立为急救一线服务的理念,经常深入实际调查研究,了解和分析各种情况与信息,为工作决策打好基础。

3. 认真贯彻落实党风廉政责任制,作风正派,廉洁奉公,以身作则,办事公道,带头抵制和纠正不正之风。

4. 打造"120"文化建设,树立典型,弘扬正气,努力构建和谐文明的急救中心。

5. 倾听群众心声,关心群众疾苦,主动为群众服务,充分激发职工的工作热情,调动他们的工作积极性。

第十二章　急救工作流程

第一节　院前医疗急救流程

一、院前医疗急救范围

急危重伤病指各种若不及时救治病情可能加重甚至危及生命的疾病，其症状、体征、疾病符合急危重伤病标准。

院前急救人员必须及时、有效地对上述急危重伤病患者实施急救，不得以任何理由拒绝或拖延救治。

二、院前医疗急救流程

1. 指挥调度中心受理急救呼叫电话。

2. 接受指挥调度中心指令，2分钟内派出救护车。

3. 在途中，通过电话与患者或第一目击者联系，指导自救并进一步确定接车地点。

4. 到达现场后，对患者进行初步诊断和现场救治。

5. 告知病情、确定转送医院（向病人或第一目击者告知病情，联动"110"确定转送医院）。

6. 将患者的病情、救治情况及拟送达医院等相关信息报告指挥调度中心，建立抢救绿色通道。

7. 转运途中，陪伴患者身边，进行严密监护，确保途中安全。

8. 到达医院后，与接诊人员就病情与处置进行交接。

9. 完成任务，随时准备接受新的任务。

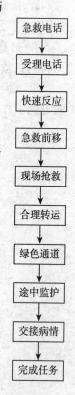

急救电话
↓
受理电话
↓
快速反应
↓
急救前移
↓
现场抢救
↓
合理转运
↓
绿色通道
↓
途中监护
↓
交接病情
↓
完成任务

第二节　急救人员交接班流程

一、接班

1. 提前 10 分钟到岗。换工作服,佩戴工号牌。

2. 认真阅读交接班记录,向上一班了解工作及急救车辆、医疗器械、通讯设备等使用情况。

3. 与上一班人员交接,并检查车辆油料、医疗用品、通讯设备以及办公用品等是否完好,如需添加、更换或补充的应及时完成。

4. 向调度员报告值班人员和车辆(或启用车载终端确认上班信息)。

5. 检查环境和设备卫生,保持整洁卫生。

二、交班

1. 认真填写值班日志、交接班记录,要求及时、准确、完整、全面、实事求是。

2. 与下一班人员交接,并检查车辆油料、医疗用品、通讯设备以及办公用品等是否完好,如需添加、更换或补充的应及时完成。

3. 向调度员报告下班(或启用车载终端确认下班信息)。

4. 向下一班传达有关上级指示、交接工作和设备使用情况。

第三节　急救人员急救工作流程

一、医生急救工作流程

1. **完成接班**:与上一班人员交接并检查随车药品、材料、医疗器械、设备、氧气等医疗用品,备妥病历、知情同意书等相关文书。报告调度员(或启用车载终端确认上班信息)完成交接班。

2. **接受任务**:接到调度指令后向调度员问清病人病情,做好相应的急救准备。

3. **急救出车**:接到调度指令必须在 3 分钟内出车。

4. 到达现场:携带医疗用品迅速赶至病人身边;按规范对病人进行检查和急救,做好病人家属知情同意签字工作。

5. 安全转送:指导并协助担架员将病人安全转运至救护车,将医疗用品撤离现场。转运过程中按规范对病人进行相应的急救处理和安全检查。

6. 送达医院:按照"就近就急、满足专业需要、符合患者意愿"的原则将病人送达相应医院后,指导并协助担架员将病人从救护车安全转运至急诊科,指导病人家属就医,向接诊医生交待病情及急救处置情况,并完成交接登记手续。

7. 完成任务:按规范书写病历,整理好医疗用品。如车辆需要消毒应及时进行或通知驾驶员换车,并向调度员报告。

8. 返回:报告调度员相关急救情况,协助完善调度信息,填写急救相关登记表。检查医疗用品,必要时更换、补充。清洁、消毒使用过的医疗器械,做好车辆消毒工作,为下一次出救做好准备。

二、护士急救工作流程

1. 完成接班:协助医生与上一班人员交接并检查随车医疗用品。报告调度员(或启用车载终端确认上班信息)完成交接班。

2. 接受任务:接到调度指令后,按医嘱准备医疗用品。

3. 急救出车:接到调度指令必须在 3 分钟内出车。

4. 到达现场:协助医生携带医疗用品,随同医生迅速赶至病人身边。按照医嘱做好护理工作,配合医生实施抢救。

5. 安全转送:协助担架员将病人从现场安全转运至救护车,并将医疗用品撤离现场,转运过程中按医嘱对病人进行病情监护和相应的急救处理。

6. 送达医院:协助担架员将病人从救护车安全转运至急诊科,指导病人家属就医,向接诊护士交待抢救、护理等情况。

7. 完成任务:整理好医疗用品,分类收集医疗废弃物。

8. 返回:按规范填写急救护理记录,协助医生检查医疗用品使用情况,必要时更换、补充。清洁、消毒使用过的医疗器械,必要时做好车辆消毒工作,为下一次出救做好准备。

三、担架员急救工作流程

1. 完成接班:与上一班人员交接并检查担架(支架是否完好,是否符合强度要求,担架布、固定带有无损坏),装好一次性担架垫。报告调度员(或启用车载终端确认上班信息)完成交接班。

2. 接受任务:接到调度指令,立即上车待发。

3. 急救出车:接到调度指令必须在3分钟内出车。

4. 到达现场:携带担架并协助医护人员将医疗用品送至病人身边,协助医护人员对病人抢救。

5. 安全转送:在医生指导下,将病人从现场安全转运至救护车。

6. 送达医院:在医生指导下,将病人从救护车安全转运至急诊科。

7. 完成任务:将担架放回救护车,更换一次性担架垫。

8. 返回:清洁担架,检查有无损坏。协助医护人员消毒车辆,为下一次出救做好准备。

四、驾驶员急救工作流程

1. 完成接班:与上一班人员交接并检查车辆(含证件)及附属设施,整理车容。检查油、水并预热发动机。报告调度员(或启用车载终端确认上班信息)完成交接班。

2. 接受任务:接到调度指令,问清地址和候车地点。

3. 急救出车:接到调度指令必须在3分钟内出车,出站时驾驶员向调度员报告(或启用车载终端确认)出车,途中与调度员保持联系。到达现场附近应积极查找病人位置并与病家联系,对环境复杂区域应及时与调度员联系。找不到病人,在没有确定病人已走或谎报前必须继续查找。如确定是谎报或病人已送走,向调度员报告并认可,方可返回。

4. 到达现场:向调度员报告(或启用车载终端确认)到达现场,将车辆开至靠近现场、安全并易于出动地点,锁好车门,协助医护人员对病人实施抢救。

5. 安全转送：在医师指导下，协助担架员将病人从现场安全转运至救护车，开车前检查车门是否关好。

6. 送达医院：开车门，在医生指导下，协助担架员将病人从救护车安全转运至急诊科，检查病人有无物品遗留在车上，锁好车门。

7. 完成任务：及时向调度员报告（或启用车载终端反馈）完成任务，迅速返回。

8. 返回：完成出车相关记录，检查车辆、油料，做好车辆清洁，协助医护人员做好车辆消毒，为下一次出救做好准备。

五、调度员急救工作流程

1. 完成接班：与上一班人员交接并检查通信调度设备，认真填写值班日志，完善台账；了解急救人员及车辆运行情况和上级领导有关指示，填写交接班记录。登录上班信息，检查、确认当班车辆、人员到岗情况。

2. 来电确认：当有"120"电话呼入时，应立即摘机接听电话，并使用文明用语。接电后，迅速对来电性质进行确认（是否为急救呼救），如系突发公共事件及时报告，同时按突发公共事件应急预案执行；如系转运病人，按转运工作方案执行；如系行政、咨询、骚扰电话等，按相应工作方法处理。

3. 急救受理：确认为急救呼救后，问清病人一般信息、主要病情、详细地址（可与病家协商一个既方便病人家属又便于救护车到达的接车地点），同时指导病人家属做好相应的应急处置。

4. 信息登记：接电话同时应准确、及时完成派车信息登记。

5. 急救派车：根据规范，按就近、快速原则选择应派的车辆，并将信息告知（或启用车载终端）给相关急救人员。从接到急救呼救电话到车辆派出，应在 1 分钟内完成。

6. 指挥联络：保持与急救人员和病人家属的联系，将病人当前的情况（地址、候车地点、病情变化、病人是否已走等）尽可能全面、及时告知给急救人员;对现场比较复杂的地区应及时与病人家属联系,请派人接车以便尽快找到病人;如确定是病人已走或谎报,应及时通知救护车返回;特殊情况,应及时与相关单位、部门联络,及时请示汇报。

7. 完成任务:根据急救人员报告(或启用车载终端反馈)及时完成调度任务信息,并登记、归档保存。

8. 了解车辆、急救人员状况,为下一次出救做好准备。

第十三章 标 识

第一节 院前医疗急救标识

1. 江苏省院前医疗急救标识以中国医院协会急救中心(站)管理分会急救标识为基准。

2. 外圈为橄榄枝,中间为圆环。

3. 圆环中心采用中国急救"生命之星"标志(蓝色,色号 C70 M100 Y0 K0)。

4. 圆环内区域底色为黄色(色号:Y100;急救车上可用白色)

5. 圆环上方为城市各急救医疗中心(站)名称,为中文字体,白色,文鼎大隶书;下方为英文:Jiangsu China。

第二节 急救车辆标识

1. 江苏省急救车辆标识以中国医院协会急救中心(站)管理分会急救车辆标识为基准。

2. 车身主色为白色,辅色为红色和蓝色。

3. 救护车应在适当部位标记:红色隶书"江苏 急救"字样;红色外文"AMBULANCE";蓝色的中国急救"生命之星"图案。

4. 车身两侧有单位中文全称,用红色标记。

5. 各类型救护车辆外观标识可参照此要求,视车身实际情况略作调整。

6. 各市急救中心应对纳入本辖区院前医疗急救体系的救护车辆应统一编号。救护车编号规则:江苏省简称+辖区车牌字母序号+120+数字(3位),如南京:苏 A120-001;无锡:苏 B120-001。

第三节　急救服装

1. 急救服装标识以中国医院协会急救中心(站)管理分会急救服装标识为基准。

2. 服装应款式统一,有肩章、袖标、领花。应有与救护车标识相一致的中国急救"生命之星"图案。

3. 服装分类:分为夏装(长短袖衬衫、夏裤、短裙),春秋装(西服、夹克),冬装(大衣或夹克、冬裤),其他服装(羊毛衫、羽绒背心、防风防雨冲锋衣),工作鞋,反光背心。

4. 服装颜色:夏装衬衫颜色为白色,夏裤、春秋装和冬装的颜色为藏青色。

5. 服装式样(附图5)。

第十四章 附 件

附件一：《院前医疗急救管理办法》（国家卫生和计划生育委员会令第 3 号）

《院前医疗急救管理办法》已于 2013 年 10 月 22 日经国家卫生计生委委务会议讨论通过，现予公布，自 2014 年 2 月 1 日起施行。

第一章 总 则

第一条 为加强院前医疗急救管理，规范院前医疗急救行为，提高院前医疗急救服务水平，促进院前医疗急救事业发展，根据《执业医师法》、《医疗机构管理条例》、《护士条例》等法律法规，制定本办法。

第二条 本办法适用于从事院前医疗急救工作的医疗机构和人员。

本办法所称院前医疗急救，是指由急救中心（站）和承担院前医疗急救任务的网络医院（以下简称急救网络医院）按照统一指挥调度，在患者送达医疗机构救治前，在医疗机构外开展的以现场抢救、转运途中紧急救治以及监护为主的医疗活动。

第三条 院前医疗急救是政府举办的公益性事业，鼓励、支持社会力量参与。卫生计生行政部门按照"统筹规划、整合资源、合理配置、提高效能"的原则，统一组织、管理、实施。

卫生计生行政部门应当建立稳定的经费保障机制，保证院前医疗急救与当地社会、经济发展和医疗服务需求相适应。

第四条 国家卫生计生委负责规划和指导全国院前医疗急救体系建设，监督管理全国院前医疗急救工作。

县级以上地方卫生计生行政部门负责规划和实施本辖区院前医疗急救体系建设，监督管理本辖区院前医疗急救工作。

第二章　机构设置

第五条　院前医疗急救以急救中心（站）为主体，与急救网络医院组成院前医疗急救网络共同实施。

第六条　县级以上地方卫生计生行政部门应当将院前医疗急救网络纳入当地医疗机构设置规划，按照就近、安全、迅速、有效的原则设立，统一规划、统一设置、统一管理。

第七条　急救中心（站）由卫生计生行政部门按照《医疗机构管理条例》设置、审批和登记。

第八条　设区的市设立一个急救中心。因地域或者交通原因，设区的市院前医疗急救网络未覆盖的县（县级市），可以依托县级医院或者独立设置一个县级急救中心（站）。

设区的市级急救中心统一指挥调度县级急救中心（站）并提供业务指导。

第九条　急救中心（站）应当符合医疗机构基本标准。县级以上地方卫生计生行政部门根据院前医疗急救网络布局、医院专科情况等指定急救网络医院，并将急救网络医院名单向社会公告。急救网络医院按照其承担任务达到急救中心（站）基本要求。

未经卫生计生行政部门批准，任何单位及其内设机构、个人不得使用急救中心（站）的名称开展院前医疗急救工作。

第十条　急救中心（站）负责院前医疗急救工作的指挥和调度，按照院前医疗急救需求配备通讯系统、救护车和医务人员，开展现场抢救和转运途中救治、监护。急救网络医院按照急救中心（站）指挥和调度开展院前医疗急救工作。

第十一条　县级以上地方卫生计生行政部门根据区域服务人口、服务半径、地理环境、交通状况等因素，合理配置救护车。

救护车应当符合救护车卫生行业标准，标志图案、标志灯具和警报器应当符合国家、行业标准和有关规定。

第十二条　急救中心(站)、急救网络医院救护车以及院前医疗急救人员的着装应当统一标识,统一标注急救中心(站)名称和院前医疗急救呼叫号码。

第十三条　全国院前医疗急救呼叫号码为"120"。

急救中心(站)设置"120"呼叫受理系统和指挥中心,其他单位和个人不得设置"120"呼叫号码或者其他任何形式的院前医疗急救呼叫电话。

第十四条　急救中心(站)通讯系统应当具备系统集成、救护车定位追踪、呼叫号码和位置显示、计算机辅助指挥、移动数据传输、无线集群语音通讯等功能。

第十五条　县级以上地方卫生计生行政部门应当加强对院前医疗急救专业人员的培训,定期组织急救中心(站)和急救网络医院开展演练,推广新知识和先进技术,提高院前医疗急救和突发事件紧急医疗救援能力与水平。

第十六条　县级以上地方卫生计生行政部门应当按照有关规定,根据行政区域内人口数量、地域范围、经济条件等因素,加强急救中心(站)的应急储备工作。

第三章　执业管理

第十七条　急救中心(站)和急救网络医院开展院前医疗急救工作应当遵守医疗卫生管理法律、法规、规章和技术操作规范、诊疗指南。

第十八条　急救中心(站)应当制定院前医疗急救工作规章制度及人员岗位职责,保证院前医疗急救工作的医疗质量、医疗安全、规范服务和迅速处置。

第十九条　从事院前医疗急救的专业人员包括医师、护士和医疗救护员。

医师和护士应当按照有关法律法规规定取得相应执业资格证书。

医疗救护员应当按照国家有关规定经培训考试合格取得国家

职业资格证书;上岗前,应当经设区的市级急救中心培训考核合格。

在专业技术职务评审、考核、聘任等方面应当对上述人员给予倾斜。

第二十条 医疗救护员可以从事的相关辅助医疗救护工作包括:

(一)对常见急症进行现场初步处理;

(二)对患者进行通气、止血、包扎、骨折固定等初步救治;

(三)搬运、护送患者;

(四)现场心肺复苏;

(五)在现场指导群众自救、互救。

第二十一条 急救中心(站)应当配备专人每天 24 小时受理"120"院前医疗急救呼叫。"120"院前医疗急救呼叫受理人员应当经设区的市级急救中心培训合格。

第二十二条 急救中心(站)应当在接到"120"院前医疗急救呼叫后,根据院前医疗急救需要迅速派出或者从急救网络医院派出救护车和院前医疗急救专业人员。不得因指挥调度原因拒绝、推诿或者延误院前医疗急救服务。

第二十三条 急救中心(站)和急救网络医院应当按照就近、就急、满足专业需要、兼顾患者意愿的原则,将患者转运至医疗机构救治。

第二十四条 急救中心(站)和急救网络医院应当做好"120"院前医疗急救呼叫受理、指挥调度等记录及保管工作,并按照医疗机构病历管理相关规定,做好现场抢救、监护运送、途中救治和医院接收等记录及保管工作。

第二十五条 急救中心(站)和急救网络医院按照国家有关规定收取院前医疗急救服务费用,不得因费用问题拒绝或者延误院前医疗急救服务。

第二十六条 急救中心(站)应当按照有关规定做好突发事件

紧急医疗救援的现场救援和信息报告工作。

第二十七条　急救中心(站)和急救网络医院不得将救护车用于非院前医疗急救服务。

除急救中心(站)和急救网络医院外,任何单位和个人不得使用救护车开展院前医疗急救工作。

第二十八条　急救中心(站)应当按照相关规定作好应急储备物资管理等相关工作。

第二十九条　急救中心(站)和急救网络医院应当向公众提供急救知识和技能的科普宣传和培训,提高公众急救意识和能力。

第四章　监督管理

第三十条　县级以上地方卫生计生行政部门应当加强对院前医疗急救工作的监督与管理。

第三十一条　县级以上地方卫生计生行政部门应当加强急救中心(站)和急救网络医院的设置管理工作,对其执业活动进行检查指导。

第三十二条　县级以上地方卫生计生行政部门发现本辖区任何单位及其内设机构、个人未经批准使用急救中心(站)的名称或救护车开展院前医疗急救工作的,应当依法依规严肃处理,并向同级公安机关通报情况。

第三十三条　上级卫生计生行政部门应当加强对下级卫生计生行政部门的监督检查,发现下级卫生计生行政部门未履行职责的,应当责令其纠正或者直接予以纠正。

第三十四条　急救中心(站)和急救网络医院应当对本机构从业人员的业务水平、工作成绩和职业道德等情况进行管理、培训和考核,并依法依规给相应的表彰、奖励、处理等。

第五章　法律责任

第三十五条　任何单位或者个人未经卫生计生行政部门批准擅自开展院前医疗急救服务的,由县级以上地方卫生计生行政部门按照《医疗机构管理条例》等有关规定予以处理。

第三十六条　急救中心(站)和急救网络医院使用非卫生专业技术人员从事院前医疗急救服务的,由县级以上地方卫生计生行政部门按照《执业医师法》、《医疗机构管理条例》和《护士条例》等有关法律法规的规定予以处理。

第三十七条　医疗机构有下列情形之一的,由县级以上地方卫生计生行政部门责令改正、通报批评、给予警告;对直接负责的主管人员和其他直接责任人员,根据情节轻重,依法给予警告、记过、降低岗位等级、撤职、开除等处分:

(一)未经批准擅自使用"120"院前医疗急救呼叫号码或者其他带有院前医疗急救呼叫性质号码的;

(二)未经批准擅自使用救护车开展院前医疗急救服务的;

(三)急救中心(站)因指挥调度或者费用等因素拒绝、推诿或者延误院前医疗急救服务的;

(四)违反本办法其他规定的。

第六章　附　则

第三十八条　本办法所称医疗救护员,是指人力资源社会保障部第四批新职业情况说明所定义,运用救护知识和技能,对各种急症、意外事故、创伤和突发公共卫生事件施行现场初步紧急救护的人员。

第三十九条　本办法所称救护车,是指符合救护车卫生行业标准、用于院前医疗急救的特种车辆。

第四十条　在突发事件中,公民、法人和其他单位开展的卫生救护不适用于本办法。

第四十一条　本办法自2014年2月1日起施行。

附件二:江苏省政府办公厅转发省卫生厅等部门《关于加快发展急救医疗事业意见》的通知(苏政办发〔2002〕144号)

江苏省政府办公厅转发省卫生厅等部门
《关于加快发展急救医疗事业意见》的通知
苏政办发〔2002〕144号

各市、县人民政府,省各委、办、厅、局,省各直属单位:

省卫生厅、计委、财政厅《关于加快发展急救医疗事业的意见》已经省人民政府同意,现转发给你们,请结合实际,认真贯彻执行。

二〇〇二年十二月三十一日
省卫生厅 省计委 省财政厅

关于加快发展急救医疗事业的意见
(2002年12月)

急救医疗事业是卫生事业的重要组成部分,直接关系群众健康和生命安全,关系改革、发展和稳定大局。改革开放以来特别是"九五"以来,各地各有关部门重视加强急救医疗工作,采取了一系列措施,取得了显著成绩。但从总体上看,我省急救医疗事业的发展与全面建设小康社会、率先基本实现现代化的要求还不相适应,工作中存在不少薄弱环节和问题,突出表现在:急救医疗服务体系需要进一步健全,院前医疗急救医疗投入不足、装备条件亟待改善,院内急诊技术水平和服务质量尚待提高,对突发事件的应急处置能力还不能适应需要。为加快发展我省急救医疗事业,更好地为保障人民健康和经济社会发展服务,现提出如下意见。

一、进一步明确加快发展急救医疗事业的指导思想和总体目标

今后一个时期,我省急救医疗事业发展的指导思想是:认真贯彻党的十六大精神,努力实践"三个代表"重要思想,围绕全面建设

小康社会、率先基本实现现代化，大力推进体制创新和制度创新，建立政府主导、部门合作、全社会参与的急救医疗事业发展机制，加快建设院前医疗急救医疗服务网络，全面提高院内急救医疗技术水平，进一步提高急救医疗服务的整体功能和综合效益。总体目标是：到 2005 年，初步建成机构健全、设施配套、装备精良、反应快捷、服务良好、省市县三级院前医疗急救医疗服务网络与各级医疗机构紧密结合、覆盖全省城乡的基本现代化急救医疗服务体系。

二、建立健全院前医疗急救医疗服务网络

院前医疗急救医疗服务网络是做好急救医疗工作的重要支撑，也是当前急救医疗服务体系建设的薄弱环节。各地必须高度重视，下大力气建设好院前医疗急救服务网络。要依托行政区划，建立省、市、县(市)三级急救医疗中心。省级急救医疗中心主要提供急救医疗业务技术指导、人员培训、急救会诊、急救咨询等服务，接受市、县(市)特殊危重病人的转诊，参与重大突发事件、灾害事故的医疗救护。各市都要建立急救医疗中心，具体承担所在城市的院前医疗急救医疗任务，同时负责对辖区内县(市)急救医疗服务进行业务指导、培训和咨询，接受县(市)特殊危重病人的转诊，参与重大突发事件、灾害事故的医疗救护；并根据城市布局和人口数量，按照就近、可及的原则，立足社区建立若干急救医疗站。各县(市)单独或依托县级综合医院建立急救医疗站，同时在条件较好的乡镇卫生院设立若干急救医疗分站。原则上每个急救医疗分站服务人口 10 万左右。急救中心(站)按国务院《医疗机构管理条例》和省有关规定设置审批，并按标准进行建设，合理设置科室，配备相应的房屋、设备和人员。要按每服务 5 万人口配备 1 辆急救车，并保证急救车单元设备、药品和通讯设施符合要求。

三、切实做好院内急救医疗工作

重点加强医院急诊科(室)建设。二、三级综合医院、专科医院均应设置急诊科，一级医院设置急诊室。二、三级医院的急诊科要建成独立的急救区，做到交通便捷、房屋宽敞、设备配套。急诊科

（室）要配备足够数量的能胜任抢救工作的医务人员，并建立绿色通道，确保急诊病人得到及时有效的抢救。

高标准建设急诊重病监护病房（ICU）。二、三级综合医院急诊科都要设置急诊 ICU，病区既要有集中设置的 ICU，抢救任务较重的重点科室还应单独设置 ICU。

各级医疗机构尤其是二、三级医院都要建立急救医疗指挥组织，由医院领导、相关职能部门、相关专业科室的骨干组成，明确分工，协同动作，常备不懈。对重大抢救任务要全力以赴，保证抢救工作的及时有效。

四、进一步加强急救医疗服务管理

各地要建立由政府分管领导牵头、卫生、计划、财政、公安、交通等部门负责同志参加的急救指挥协调小组，负责组织、协调、指挥本区域内的急救医疗工作。当发生重大灾害事故需要进行现场紧急救护时，要建立临时指挥部，到达现场的当地最高卫生行政部门领导即为灾害事故现场医疗救援总指挥，统一指挥现场医疗救援工作，院前医疗急救机构和医院受其统一调度指挥。

各市、县（市）都要以急救医疗中心（站）为依托设立统一的 120 急救通讯系统，有条件的地区可与 110、122、119 之间实行联动。

各级急救医疗中心（站）要运用现代化的通讯手段，确保急救医疗服务体系指挥、呼救的畅通；并与医疗机构急诊科实行计算机联网运行。市级急救中心要积极建立卫星定位指挥调度系统（GPS），提高急救医疗服务体系的运作效率。

五、努力为急救医疗事业的发展创造良好条件

各地要充分认识做好急救医疗工作的重要性、紧迫性，加强整体部署，狠抓关键环节，在政策、资金、人才等方面为急救医疗工作提供支持。要把急救医疗事业纳入区域卫生规划和医疗机构设置规划，统筹安排，分步实施。急救医疗机构是政府举办的非营利性医疗机构，所需经费要纳入各级财政预算，实行定额和定项补助，

并随当地经济发展逐年有所增加。要探索通过多种途径筹集专项资金，解决无主急救对象的急救医疗费用。要加强部门之间的协调配合，努力推进齐抓共管，确保急救医疗工作顺利开展。要采取多种形式，对社会公众进行急救常识的宣传教育，增进社会公众对急救医疗知识以及呼救方式的了解，增强自救意识，提高自救、互救能力。要在全社会大力倡导人道主义精神，动员广大人民群众对急、危、重病人进行义务救助，支持、参与急救医疗工作。

关于印发《江苏省急救医疗体系建设发展"十二五"规划》的通知

苏卫医〔2012〕43号

各市卫生局、发改委、编办、财政局:

为加快建设急救医疗服务网络,进一步提高急救医疗服务的整体功能和综合效益,认真贯彻《中共中央国务院关于深化医药卫生体制改革的意见》(中发〔2009〕6号)、《省政府办公厅转发省卫生厅等部门关于加快发展急救医疗事业意见的通知》(苏政办发〔2002〕144号)等文件精神,建立政府主导、部门合作、全社会参与的急救医疗事业发展体制,满足人民群众不断增长的急救医疗服务需求,省卫生厅、省发改委、省编办、省财政厅共同研究制订了《江苏省急救医疗体系建设发展"十二五"规划》。现印发给你们,请认真组织贯彻落实。

二〇一二年六月十八日

江苏省急救医疗体系建设发展"十二五"规划

(2011~2015)

急救医疗事业是卫生事业的重要组成部分,直接关系群众健康和生命安全,关系改革、发展和稳定大局。改革开放以来,特别是"十一五"以来,各地各有关部门重视加强急救医疗工作,采取了一系列措施,取得了显著成绩。为加快建设急救医疗服务网络,进一步提高急救医疗服务的整体功能和综合效益,认真贯彻《中共中央国务院关于深化医药卫生体制改革的意见》(中发〔2009〕6号)的精神,大力推进体制创新和制度创新,建立政府主导、部门合作、全社会参与的急救医疗事业发展体制,按照《省政府办公厅转发省卫生厅等部门关于加快发展急救医疗事业意见的通知》(苏政办发〔2002〕144 号)等文件精神,制订本规划。

一、指导思想和工作目标

(一)指导思想

以实践科学发展观、"三个代表"重要思想为指导,全面落实"以人为本"的理念,坚持政府主导,坚持规范标准,坚持统一协调,坚持严格监管,建设覆盖城乡的基本急救医疗服务体系,为群众提供安全、有效、方便、快捷的急救医疗服务。

(二)工作目标

到 2015 年,初步建成机构健全、设施配套、装备精良、信息通畅、反应快捷、服务良好、省市县三级院前医疗急救医疗服务网络与各级医疗机构紧密结合、覆盖全省城乡的基本现代化急救医疗服务体系。

1. 急救医疗服务网络基本健全。每个省辖市建成独立建制的急救医疗中心,地方政府出资建设或改造城区、郊区网络分站,接受当地市的急救医疗中心的统一调度。人员结构合理,急救车辆及装备符合配置要求,内部管理科学规范。

2. 县(市)级急救医疗站独立建制或依托于当地综合性医院,具备独立法人资格,下设急救分站,大力加强社区和农村急诊急救建设,切实做到缩小抢救半径、缩短抢救时间,农村地区救护车半小时内到达救援现场。

3. 至 2015 年,建立"120"调度指挥中心与医院急诊科的有线、无线通信,全省县级以上地区 100%建立急救医疗(指挥)中心,并入全省网络,实现省、市、县三级急救医疗中心(站)联网运行。

4. 加强医院急诊科的规范化建设,逐步建成全省医院院内急诊网络。

(1)依托现有资源,全省建成 1~2 个国家或区域的急诊医疗指导中心。

（2）城市二、三级综合医院急诊科建设符合《医院急诊医学科建设管理规范》的要求，急诊人员配置达到国家标准的要求，在岗急诊专科医师率三级医院达到90％，二级医院达到70％。

（3）乡镇医院具备规范的初步急救能力，苏南达到100％，苏中乡村达到90％，苏北乡村达到70％，努力满足农村急救服务需求，保障人民群众健康和生命安全。

二、工作任务

（一）急救医疗指挥调度信息系统

（1）建立信息共享、功能完备、互联互通的全省急救医疗指挥调度信息系统。"120"急救电话是全省统一的急救受理电话，做到各市统一受理、分区调度、就近抢救、快速反应。加强"120"急救电话与其他网络的共享，加强联动。各市城区、郊区所有网络分站均由市急救医疗中心统一调度指挥，县（市）急救医疗站有条件的或距离市区较近的可由市急救医疗中心统一调度指挥，距市区较远的应设置独立的通讯指挥调度系统，做到"一网受理，统一调度"。

（2）地市级以上急救医疗中心要建立和完善急救指挥通讯网络系统（包括通讯信息子系统、GPS车辆定位系统、录音子系统、视频监控子系统等），2015年前实现全省急救指挥系统信息化管理，各地区在系统建立初期要考虑统一标准（网络硬件标准、软硬件接口标准、数据格式标准）。

（3）各市医疗救治信息网络包括数据交换平台、数据中心和应用系统，通过统一的公共卫生信息子资源网络，实现医疗机构与疾病预防控制机构和卫生行政部门之间的信息共享；建立省、市两级突发公共卫生事件应急决策指挥系统联动平台。

（二）院前医疗急救网络体系建设

构建全省急救医疗指挥决策系统，采取"集中指挥，分级、分类调度，统一监督管理"的指挥模式，平时作为急救医疗信息管理、监督及日常调度平台，加强网络医院管理，突发公共卫生事件时作为决策、指挥平台。继续做好省、市医疗急救中心联网互动工作并实现长效管理,积极推进与县级急救医疗站联网工作,整合现有资源,在全省构建省、市、县三级突发公共事件紧急医疗监测预警系统和救援网络体系。

省级急救医疗指挥中心依托省人民医院进行建设,并受省卫生行政部门管理和委托,指挥、调度全省急救医疗资源,开展业务技术培训和急救医疗工作指导。

各市均应独立设置市级急救医疗中心,并受同级卫生行政部门委托,指挥、调度本行政区域内的急救医疗资源,开展伤病员的现场急救、检伤分类、转运和重症病人途中监护,在紧急状态下接受省急救医疗指挥中心指挥,做好突发事件医疗救援的信息报告工作;必要时与公安(110)、消防(119)等应急系统联合行动,实施重大突发公共卫生事件的紧急救援。市级急救医疗中心要立足社区建立急救医疗分站,原则上每一分站覆盖人口为20万。

县(市)单独或依托县级医院建立具有独立法人地位的急救医疗站,负责本行政区域内伤病员的现场急救、转运,向医院转诊重症病人,必要时接受所在市急救医疗中心指挥。县(市)急救医疗站要在条件较好的乡镇卫生院设立若干急救医疗分站。

乡镇急救站(点)可由政府拨地新建或利用现有医疗机构资源进行就地改建,也可与公共卫生或社区卫生服务体系以及医院规划配套建设,并纳入城乡共建配套项目。

各级急救医疗机构的建设标准按照卫生部《急救中心建设标准(卫办规财发〔2008〕122号)》执行。

(三)院前医疗急救车辆及车载医疗设备配置

1. 急救车辆:按照城市人口不低于每5万人一辆急救车的标准,"十二五"期间,各地急救车辆配置应该逐步达标,确保群众基本医疗急救服务的可及性和可得性,城市急救车辆中,负压监护型救护车和普通监护型救护车比例宜为1∶4～1∶6,各省辖市急救医疗中心负压车数量应不少于2～3辆,现场应急救援指挥车和医疗救援物资储备车各 1 辆。

2. **救护车更新**：国产急救车使用超过 8 年、进口急救车使用超过 10 年的可以进行更新。

3. **车载医疗设备**：急救车辆应根据国家和省确定的标准配置车载医疗设备，提高急救质量和抢救成功率，加强管理，保证车辆、设备、药品、器械和通讯设备处于应急完好状态，确保突发事件急救医疗、医疗安全和满足市民需求。各地政府应当划拨专项经费保证医疗设备的维护和更新。

（四）急救人员配备与队伍建设

院前医疗急救人员主要包括：急救医师、急救护士、急救驾驶员、担架员、调度人员以及通讯工程、信息网络、急救车辆和装备维修等专业技术人员和行政管理人员。各地按照需要进行配备人员要从三方面着手：

（1）放宽进人渠道。解决院前医疗急救机构招不进医务人员的难题，各级政府应对愿意致力于院前医疗急救事业的非事业单位专业技术人员给予进人政策上的倾斜。

（2）落实人员待遇。急救人员工资待遇按国家、省市有关规定予以保障。

（3）晋升评定优先。适当放宽院前医疗急救医疗专业技术人员在职称评定、晋升方面的条件，稳定专业急救队伍。同时要注重提高专业技术人员素质，加快培养具备全科医学知识和现场处置能力的专门人才，加强院内急救对院前医疗急救的技术支持。

（五）新型一体化急危重症急诊体系建设

（1）强化二级以上医院急诊科的规范化建设与管理。各级医院应切实按照《医院急诊医学科建设管理规范》进行急诊科的建设，加强人员队伍建设，建立和完善院前医疗急救—院内急诊—危重症监护的新型一体化医疗急救体系，提高治愈率与抢救成功率。

（2）切实加强基层医疗机构急诊建设。一是合理布局基层医疗机构，重点加强社区急诊的建设，规范社区急诊设备配置、人员技能以及急诊处置范围,缓解大医院急诊救治压力,提升社区应急救治保障能力;二是加强乡镇卫生院的投入、建设和管理,使之能够规范初步处理常见的急危重症,为后续进一步治疗赢得时间。如:心搏骤停、过敏性休克、窒息、急性呼衰、急性中毒(有机磷和杀鼠药、百草枯等)、创伤(交通伤和跌落伤)、溺水等。

(3)加强对危重症医学和灾害医学的研究与发展,全面提高我省的抢救应急水平。各三级医院急诊科应结合自身实际加强对各种急危重症,特别是创伤的急救能力的提高,减少死亡率和致残率。同时应积极开展对各种灾害的预防、抢救和应急救护管理的研究,做到科学防灾,正确抢救,切实提高我省急救医疗的总体水平。

三、保障措施

(一)加大政府投入

各级政府要发挥公共财政职能,支持急救医疗体系建设,保证急救机构正常运营,并重点向郊区、县(市)倾斜,加大服务能力建设投入,改善开展急救医疗所需的基础设施、车辆设备和人才专业等条件。

(二)加强协调配合

各有关部门要认真履行职责,加强协调配合,主动承担任务,努力推进齐抓共管,共同做好急救医疗体系建设工作。要采取多种形式,对社会公众进行急救常识的宣传教育,增进社会公众对急救医疗知识以及呼救方式的了解,增强自救意识,提高自救、互救能力。要在全社会大力倡导人道主义精神,动员广大人民群众对急、危、重病人进行义务救助,支持、参与急救医疗工作。

(三)严格依法监管

依法加强对急救机构、人员、技术等服务要素的准入管理,制定诊疗指南和技术操作规范,对急救体系建设不达标的单位在医院复核、评审过程中实行一票否决制;加大执法监督力度,健全行业考核考评标准并加强监管,加强执业行为和服务质量管理;成立医疗急救质量控制专家委员会,督导和评估全省院前医疗急救建设和急诊急救工作。

（四）深入内部改革

完善《江苏省院前医疗急救机构绩效评估指标》,加强对各级急救医疗中心（站）及其人员的绩效管理与考核,建立规范高效的运行机制,提高工作效率和服务质量。各级医疗机构要实行岗位绩效工资制度,工资待遇与服务质量及岗位工作量等综合绩效挂钩。完善以专业技术能力、工作业绩和医德医风为主要评价标准的绩效考核制度,考核结果与分配激励机制相挂钩,充分调动急救医疗工作人员的积极性。

省卫生厅关于切实加强全省急救医疗(指挥)中心(站)联网运行管理的通知

苏卫应急〔2013〕20号

各市卫生局,昆山、泰兴、沭阳县(市)卫生局,省人民医院,省卫生统计信息中心:

为加快推进省急救医疗指挥中心与市、县级急救医疗中心(站)〔急救医疗中心(站)以下简称"120"〕联网运行工作,建立健全全省突发事件紧急医学救援监测预警、信息报告和指挥调度网络,确保网络稳定通畅和高效运行,全面提升突发事件监测预警灵敏性、信息报告速度和紧急医学救援效能,根据《中华人民共和国突发事件应对法》、《中华人民共和国计算机信息系统安全保护条例》、《江苏省突发公共事件医疗卫生救援应急预案》、《江苏省急救医疗体系建设发展"十二五"规划》等规定,借鉴我省110、119、122联网运行的经验和做法,现就加强省急救医疗指挥中心与市、县级120联网运行管理工作通知如下。

一、充分认识全省120联网运行的重要意义

省急救医疗指挥中心与市、县级120联网运行是指省急救医疗指挥中心通过省市县急救医疗联网功能软件、急救数据网络,与市、县级120指挥调度平台联网,采集市、县级120受理调度、出车、人员设备等急救数据,实现突发事件监测预警、救护车辆动态监控、远程视频通讯会商等功能,在处置突发事件时,能履行统一指挥调度急救车辆、人员、设备、物资,提升突发事件信息报告速度和紧急医学救援效能。各地各单位要充分认识120联网运行的重要意义,加快推进全省120联网工作,加强和规范联网后的运行管理,确保省急救医疗指挥中心与市、县级120联网运行实现以下

功能：

（一）通过对各地上传的 120 急救信息（如出车数、患者人数、关键字段等）进行后台分析或对救护车实时定位，第一时间开展突发事件监测预警，提高信息报告速度；

（二）保存和查询相关 120 急救信息并提供动态档案；

（三）实现县级 120 急救信息实时上传到市 120、省急救医疗指挥中心；

（四）县级 120 可共享市 120 固定电话装机地址定位、手机定位和全省电子地图等资源；

（五）召开全省 120 系统视频会议，开展视频点名和培训演练，同时为实现远程医疗会诊提供有力支撑；

（六）省急救医疗指挥中心、市、县级 120 均可就近就急联网调度辖区内 120 救护车等急救医疗资源；

（七）整合省、市、县、乡 120 急救医疗资源，提高辖区内突发事件紧急医学救援能力。

二、进一步明确全省 120 联网运行的职责分工

省急救医疗指挥中心与市、县级 120 联网实行统一规划、逐级推进、各自建设、属地管理，并逐步实现全省 120 建设规范化、评估标准化、运行网络化、管理长效化。

省卫生厅负责规划、推进和管理省急救医疗指挥中心与市、县级 120 联网运行工作；负责制定联网技术标准，组织联网验收，统一配发安装市、县级 120 联网数据采集软件及县级 120 指挥调度软件，统一解决联网运行的电子地图及联网的专线网络费用等；委托省人民医院（省急救医疗指挥中心）对全省 120 联网运行进行日常管理和监督考核等；对增减联网单位或有网外其他单位接入或共享联网专线进行审批。

市卫生局负责辖区内市、县级 120 与省急救医疗指挥中心联网推进和联网后的运行管理等。

县（市、区）卫生局负责县级 120 建设独立的数字化指挥调度

平台,推进与市 120、省急救医疗指挥中心联网,并加强联网后运行管理等。

省急救医疗指挥中心及市、县级 120 负责突发事件紧急医学救援监测预警、信息核实报告,负责突发事件院前医疗急救和急救医疗资源调度,负责辖区内 120 联网运行日常管理、专线网络设备维护和系统升级,组织视频点名和培训演练,对辖区内 120 数字化指挥调度平台硬软件建设进行技术指导等。

三、切实加强全省 120 联网运行维护工作

尚未建成独立的数字化指挥调度平台的县级 120 应按照《省卫生厅关于加快推进省急救医疗指挥中心与全省县级急救医疗站联网工作的通知》(苏卫应急〔2012〕15 号)要求抓紧完成建设任务,要在所有救护车上安装急救调度专用 GPS 定位终端,确保在 2013 年年底前实现与市 120、省急救医疗指挥中心联网运行。已实现联网运行的市、县级 120 要对联网硬软件进行经常性维护,保证网络 24 小时通畅,确保联网运行数据实时上传(其中救护车 GPS 定位数据按需实时上传)。市 120 不得将省急救指挥中心提供的联网设备(路由器、网络交换机、服务器、终端等)挪作他用,不得对设备硬件进行安装拆卸、复位和更改连线,不得人为修改联网运行数据,联网设备因老化更换由本单位负责解决。

省急救医疗指挥中心应加强自身硬软件运行维护和系统升级,及时了解掌握与市、县级 120 联网进展及存在问题,加强与市、县级 120 联网运行的技术支持与指导,督导各地做好联网运行维护工作,确保网络稳定通畅和运行高效;应建立健全网络维护管理制度,安装网络安全设备(如防护墙、IDS、防病毒网关等);每日做好巡查登记和故障排查,制定 120 联网运行故障应急预案,一旦出现故障应及时排除,单位自身故障应在 2 小时内排除,联网专线网络发生故障,应在 8 小时内排除,特殊故障原则上应在 24 小时内排除;每周检查安全设备运行状态、监控网络资源使用状态和异常情况,并记录检查结果;每月对网络入侵侦听情况、网络流量、病毒

查杀等情况进行统计和分析,及时排除安全隐患,发布网络安全通告,采取防范措施保障网络安全运行。

四、充分发挥全省120联网运行的功能和作用

省急救医疗指挥中心及市、县级120应切实加强联网运行后的管理,保障省急救医疗指挥中心与市、县级120联网网络和数据服务器24小时不间断运行、监测预警系统灵敏有效、突发事件快速科学处置、信息报告及时规范,充分发挥好全省120联网运行的功能和作用。

(一)应急值守。省急救医疗指挥中心及市、县级120应明确专(兼)职人员负责120应急值守工作;要认真执行总值班、交接班等制度,加强24小时应急值守和应急准备,遇有重要情况要迅速报告同级卫生行政部门和上级急救医疗(指挥)中心;特别要加强节假日、敏感时段、灾害天气时间的应急值守工作,积极做好应对各类突发事件的准备。

(二)视频点名。省急救医疗指挥中心每月组织13个市120及抽取部分县级120进行视频点名,视频点名时间安排在每月第二周的周二上午10点,如遇特殊情况需更改时间,由省急救医疗指挥中心提前通知各地。市120应每月组织辖区内县级120进行视频点名。视频点名时市、县级120应汇报各地上个月急救医疗工作信息等情况。

(三)培训演练。省急救医疗指挥中心要定期组织市、县级120开展紧急医学救援、监测预警、信息报告、调度指挥系统使用、设备维护等专业技术的视频培训演练,市、县级120也应通过视频会议系统定期开展辖区内相关业务培训演练,提升人员的业务水平和实战能力。

(四)监测预警。根据实际情况,科学设置突发事件紧急医学救援信息预警条件,尽可能减少预警误报和漏报率。省急救医疗指挥中心负责对市、县级120预警条件设置进行指导及考核,市、县级120应根据自身出车量等实际情况,设置预警条件,指定专人

及时筛查核实预警信息。

（五）信息报告。省急救医疗指挥中心和市、县级120应按照省卫生厅《关于进一步加强突发公共卫生事件及相关信息报告管理工作的通知》和《关于进一步加强突发事件医疗卫生救援信息报告管理工作的通知》要求，认真做好各类突发事件紧急医学救援信息报告工作。市、县级120接到突发事件信息报告后，调度人员在指挥调度120救护车辆赴现场开展紧急医学救援的同时，应在第一时间（5分钟内）详细做好车辆调度单网络填报工作。

（六）应急处置。市、县级120接到突发事件信息报告后，应按照《江苏省突发公共事件医疗卫生救援应急预案》要求先在辖区内就近就急联网调度救护车赶赴现场，迅速开展现场伤病员抢救和转送工作；当突发事件所致伤（病）人员超过当地急救医疗能力时，市、县级120应及时向上级急救医疗（指挥）中心请求增援，收到增援请求的上级急救医疗（指挥）中心，应立刻调派或协调救护车辆和人员开展增援工作，同时书面报告同级卫生行政部门。

五、不断强化全省120联网运行的督查考核

省卫生厅将全省120联网运行管理工作纳入对省人民医院（省急救医疗指挥中心）综合目标管理考核中，各市、县（市、区）卫生局也应将120联网运行管理纳入对市、县级120的年度综合目标管理考核中。各级卫生行政部门要定期不定期开展120联网运行管理的督导检查，及时发现问题，加大通报力度，确保整改到位。对120联网运行管理工作成绩突出的单位要给予表彰奖励，对联网运行管理工作不到位的单位要进行通报批评，发现违法违规行为的，要依法追究单位和相关责任人的责任。未经省卫生厅批准而擅自接入或共享省急救医疗指挥中心与市、县级120联网专线，造成网络运行瘫痪或其他严重后果的，根据情节轻重追究相关人员的责任。

江苏省卫生厅

2013年9月29日

需要紧急救治的急重危伤病标准及诊疗规范

(试行)

第一部分:需要急救患者的生命体征

1　心率＜50 次/分或心率＞130 次/分。

2　呼吸＜10 次/分或呼吸＞30 次/分。

3　脉搏血氧饱和度＜90％。

4　血压:收缩压＜85 mmHg 舒张压＜50 mmHg,或收缩压＞240 mmHg 舒张压＞120 mmHg。

第二部分:常见急危重伤病种类

(一)急症疾病种类

1. 休克

2. 胸痛

3. 腹痛

4. 呼吸困难

5. 气道异物

6. 呕血

7. 咯血

8. 意识障碍

9. 小儿高热惊厥

(二)危重症疾病种类

1. 循环系统

(1)心脏骤停

(2)急性冠脉综合征

(3)急性左心衰竭

(4)恶性心律失常

（5）高血压危象

2. 呼吸系统

（1）重症支气管哮喘

（2）呼吸衰竭

3. 消化系统

4. 内分泌系统

（1）糖尿病酮症酸中毒

（2）糖尿病低血糖昏迷

5. 神经系统

（1）急性脑血管病

（2）癫痫大发作

6. 意外伤害

（1）坠落伤

（2）爆炸伤

（3）枪伤

（4）电击

（5）溺水

（6）中暑

（7）急性中毒

（8）急性过敏性反应

（9）动物性伤害

7. 外科危重症

（1）创伤

（2）颅脑损伤

（3）胸部损伤

（4）四肢损伤

（5）烧（烫）伤

8. 妇产科危重症

（1）阴道出血

（2）胎膜早破

（3）急产

（4）宫外孕破裂

第三部分：常见急危重伤病院前医疗急救诊疗规范

一、急症的院前医疗急救诊疗规范

（一）休克

1. 取平卧位或休克体位，伴有急性肺水肿的休克患者可置半卧位。

2. 保持呼吸道通畅。

3. 通气与吸氧。

4. 立即建立静脉通路，并保持其畅通。

5. 可开展相应检查（血糖、心电图等）。

6. 持续监测生命体征（心电监测、血氧饱和度、呼吸等）。

7. 积极查找病因，针对处理。

（二）胸痛

1. 保持呼吸道通畅，吸氧，安静卧床休息。

2. 可开展相应检查（心电图、D－二聚体、心肌酶等）。

3. 建立静脉通道，对症用药。

4. 持续监测生命体征。

（三）腹痛

1. 保持呼吸道通畅。

2. 可开展相应检查（心电图、心肌酶等）。

3. 建立静脉通道，对症用药。

4. 持续监测生命体征。

5. 积极查找病因，针对处理。

（四）呼吸困难

1. 取半卧位或坐位。

2. 保持呼吸道通畅。

3. 通气与吸氧。

4. 立即建立静脉通路，并保持其畅通。

5. 可开展相应检查（血糖、心电图、血气分析等）。

6. 能明确原因者，按相应抢救原则处理。如对张力性气胸紧急排气、危及生命的心脏压塞紧急减压、气道异物梗阻紧急解除。

7. 持续监测生命体征。

（五）气道异物

1. 尽快解除气道阻塞，保持呼吸道通畅。必要时行环甲膜穿刺或气管切开等其他手段。有呼吸心跳停止者立刻心肺复苏。

2. 通气与吸氧。

3. 监测生命体征。

4. 必要时开放静脉通道，对症处理。

（六）呕血

1. 保持患者安静平卧，头偏向一侧，防止呕血引起误吸或窒息。

2. 立即建立静脉通道及补液，必要时使用止血药物。

3. 通气与吸氧。

4. 持续监测生命体征。

5. 积极查找病因，针对处理。

（七）咯血

1. 取侧卧位，防止咯血引起误吸或窒息。

2. 立即建立静脉通道及补液，必要时使用止血药物。

3. 通气与吸氧。

4. 持续监测生命体征。

5. 积极查找病因，针对处理。

（八）意识障碍

1. 采取正确体位，保持呼吸道通畅。

2. 通气与吸氧。

3. 建立静脉通道。

4. 可开展相应检查（心电图、血气分析、血糖等）。

5. 持续监测生命体征。

6. 积极查找病因，针对处理。

（九）小儿高热惊厥

1. 保持呼吸道通畅，防止舌咬伤。

2. 通气与吸氧。

3. 控制体温（或物理降温）。

4. 建立静脉通道，必要时使用抗惊厥药物。

5. 持续监测生命体征。

二、危重症的院前医疗急救诊疗规范

（一）循环系统

1. 心脏骤停

包括心室颤动、无脉搏室速、无脉搏电活动（PEA）和心脏停搏。

（1）应立即进行心肺复苏。

① 胸外按压。

② 手法开放气道，或采用口咽通气管、喉罩或气管插管。

③ 人工通气或球囊面罩通气。

④ 有条件的应当尽快监测心电情况，如有可除颤心律（室颤或无脉室速）应当立即除颤。

（2）持续监测生命体征。

（3）开放静脉通道。

（4）根据条件酌情应用复苏药物及抗心律失常药物。

2. 急性冠脉综合征

（1）保持正确体位稳定患者情绪。

（2）保持呼吸道通畅，通气与吸氧。

（3）建立静脉通道。

（4）酌情给予镇痛剂。

（5）酌情给予硝酸酯类、抗血小板药物治疗，及时处理各种并发症（心衰、心源性休克、致命性心律失常等）。

（6）持续监测生命体征。

3. 急性左心衰竭

（1）保持患者呈坐位或半卧位。

（2）保持呼吸道通畅，必要时可行人工辅助通气或机械通气。

（3）开放静脉通道。

（4）酌情给予利尿剂、血管扩张剂、强心甙等药物治疗。

（5）持续监测生命体征。

4. 恶性心律失常

（1）保持呼吸道通畅，通气与吸氧。

（2）开放静脉通道。

（3）必要时选用抗心律失常药物治疗。

（4）酌情使用刺激迷走神经、电复律、临时体外起搏等治疗。

（5）如为心室纤维颤动/心室扑动，立即电除颤并心肺复苏。

（6）持续生命体征监测（持续心电、血压、呼吸、血氧饱和度监测）。

5. 高血压危象

（1）保持呼吸道通畅，通气与吸氧。

（2）开放静脉通道。

（3）给予降压药物治疗。

（4）及时处理各种并发症（脑水肿、心衰等）。

（5）持续监测生命体征。（心电、血压、呼吸、血氧饱和度监测。）

（二）呼吸系统

1. 重症支气管哮喘

（1）尽快脱离致敏环境，去除诱因，及时发现气胸等并发症。

（2）保持呼吸道通畅，吸氧。

（3）严重呼吸衰竭者行气管插管机械通气进行呼吸支持。

（4）开放静脉通道。

（5）使用气道解痉、平喘药、糖皮质激素、扩张支气管药等药物治疗。

（6）持续监测生命体征。

2. 呼吸衰竭

（1）保持正确体位。

（2）氧疗。

（3）出现严重呼吸衰竭者可采用机械辅助通气（面罩或气管插管）。

（4）开放静脉通道，酌情使用支气管扩张剂、糖皮质激素、呼吸兴奋剂等。

（5）持续监测生命体征。

（三）消化系统

上消化道出血最常见

（1）取正确体位，防止呕吐物引起误吸或窒息。

（2）保持呼吸道通畅，通气与吸氧。

（3）持续心电、血压、血氧饱和度监测。

（4）建立静脉通路，补液、止血等对症治疗。

（5）酌情使用三腔二囊管压迫止血。

（四）内分泌系统

1. 糖尿病酮症酸中毒

（1）监测血糖、肾功、离子、血气分析、尿常规等。

（2）保持呼吸道通畅，吸氧。

（3）建立静脉通道，补液、纠酸、可控性降糖治疗。

2. 糖尿病低血糖昏迷

（1）立即做快速血糖检查。

（2）开放静脉通道，静脉注射25％～50％葡萄糖溶液，密切监测血糖。

（五）神经系统

1. 急性脑血管病

（1）取正确体位，防止误吸及舌后坠。

（2）保持呼吸道通畅，及时清理呼吸道分泌物。

（3）通气与吸氧。

（4）开放静脉通道。

（5）合理使用降压药及降颅压药物。

（6）持续监测生命体征。

2. 癫痫大发作

（1）立即平卧，松解衣领，头转向一侧，上下齿间加垫，保持呼吸道通畅，防止下颌脱臼和舌头咬伤。

（2）通气与吸氧。

（3）开放静脉通道。

（4）缓慢静脉注射地西泮控制抽搐。

（5）防治脑水肿等并发症。

（6）持续监测生命体征。

（六）意外伤害

1. 坠落伤

（1）首先对病人进行快速全面的检查，确定伤员是否有呼吸道梗阻、休克、大出血等致命的征象。

（2）保护颈椎，保持呼吸道通畅，必要时放置口咽通气管或进行气管插管。

（3）出现心脏停搏要立即行心肺复苏，开放静脉通道，根据病情给予静脉补液，补充血容量。

（4）周围血管伤大出血时应立即给予止血处理。

（5）在搬运和转送过程中应尽可能避免发生或加重脊柱损伤。

（6）持续监测生命体征。

2. 爆炸伤

（1）确认现场抢救环境安全。

（2）现场急救。

① 呼吸心搏骤停：清除呼吸道异物，胸外按压，气管插管，人工呼吸，电除颤，快速建立静脉通道及注入抢救药物，吸氧、持续心电、血压、血氧饱和度监测等。

② 出血及休克：包括迅速止血、建立静脉通道，补液抗休克、吸氧、持续心电、血压、血氧饱和度监测等。

③ 颅脑损伤：包括保持呼吸道通畅，吸氧，持续心电、血压、血氧饱和度监测，开放静脉通道，必要时给予降颅压、减轻脑水肿治疗。

④ 张力性气胸：包括吸氧，持续心电、血压、血氧饱和度监测，封闭创口，胸腔穿刺抽气和闭式引流等。

⑤ 挤压综合征：应确保呼吸道畅通，开放静脉通道，积极纠正休克，必要时呼吸机辅助呼吸，持续心电、血压、血氧饱和度监测。对受压肢体应当采取适当的限制血流措施。

⑥ 折：有效固定，对脊椎骨折的伤员，实行整体搬运。

3. 枪伤

（1）询问受伤经过，检查局部和全身情况。

（2）有效止血包扎。

（3）保持呼吸道通畅，通气与吸氧。

（4）开放静脉通道，根据伤情给予相应处理。

（5）持续监测。

4. 电击伤

（1）确认现场抢救环境安全，迅速脱离电源。

（2）保持呼吸道通畅，通气与吸氧。

（3）心跳、呼吸骤停者即刻给予心肺复苏。

（4）保护体表电灼伤创面。

（5）开放静脉通道。

（6）防治心律失常及其他对症处理。

（7）持续监测生命体征。

5. 溺水

（1）确认现场抢救环境安全。

（2）迅速清除口腔、呼吸道异物,畅通气道。

（3）通气与吸氧。

（4）心跳、呼吸骤停者即刻给予心肺复苏。

（5）建立静脉通道,维持有效循环或对症治疗。

（6）注意保暖。

（7）持续监测生命体征。

6. 中暑

（1）使患者迅速脱离高温环境。

（2）保持呼吸道通畅,通气与吸氧。

（3）开放静脉通道,维持有效循环或对症治疗。

（4）给予体表物理降温,必要时给予药物降温。

（5）防治脑水肿。

（6）心跳、呼吸骤停者即刻给予心肺复苏。

（7）持续监测生命体征。

7. 急性中毒

（1）迅速脱离有毒环境或毒物,如脱去被毒物污染的衣物等。

（2）保持气道通畅。

（3）通气与吸氧。

（4）查找毒物接触史,留存相关标本待检。

（5）开放静脉通道,维持循环功能。

（6）催吐、补液、利尿等对症处理,尽早使用特效解毒药。

（7）心跳、呼吸骤停者即刻给予心肺复苏。

（8）持续监测生命体征。

8. 急性过敏性反应

（1）过敏原明确者迅速脱离过敏原。

（2）保持气道通畅，维持有效通气。

（3）通气与吸氧。

（4）开放静脉通道，酌情选用抗过敏药物治疗。高度怀疑喉头水肿或过敏性休克者，皮下注射肾上腺素 0.3 mg。

（5）心跳、呼吸骤停者即刻给予心肺复苏。

（6）持续监测生命体征。

9. 动物性伤害

（1）犬咬伤

① 咬伤后应该立即处理伤口。

② 尽快送往医院，注射破伤风抗毒素或相应疫苗。

③ 伤情较重者进行相应处置。

（2）蛇咬伤

① 检查患者呼吸及循环功能。如果患者呼吸、心跳停止，立即进行心肺复苏。

② 防止蛇毒继续被吸收，并尽可能减少局部损害。

• 绑扎伤肢近心端，以阻断静脉血和淋巴回流，应隔 10～20 分钟放松 1 次，以免组织坏死。

• 伤肢制动，低放。

• 冲洗伤口。

（3）有条件时尽早使用抗蛇毒血清，必要时使用抗生素及破伤风抗毒素治疗。

（七）外科危重症

1. 创伤

（1）确定致伤因素，判断伤员有无威胁生命的征象，如心跳呼吸骤停，立即进行心肺复苏术，对休克者给予抗休克治疗。

（2）保持呼吸道通畅。

（3）通气与吸氧。

（4）建立静脉通道，维持有效循环，对症处理。

（5）伤口的处理：用无菌纱布或敷料包扎伤口，对开放性气胸或胸壁塌陷致反常呼吸者需用大块棉垫填塞创口，并给予固定。

（6）怀疑有颈椎损伤者应给予颈托或颈部固定器加以固定，胸腰椎损伤者应用平板或铲式担架搬运，避免脊柱的任何扭曲。

（7）四肢骨折需妥善固定，可用各种夹板或替代物品。

（8）离断指（肢）体、耳廓、牙齿等宜用干净敷料包裹保存，有条件者可外置冰袋降温。

（9）刺入性异物应固定好后搬运，过长者应设法锯断，但不能在现场拔出。

（10）胸外伤合并张力性气胸者应紧急胸穿减压。

（11）有脏器外露者不要回纳，可用湿无菌纱布包裹并固定在局部。

（12）严重多发伤应首先处理危及生命的损伤。

2. 颅脑损伤

（1）判断生命体征，呼吸、心跳停止者应立即进行心肺复苏。

（2）头部受伤引起严重的外出血，依据病情给予包扎止血。

（3）保持呼吸道通畅，清理口咽部异物，必要时气管插管。

（4）通气与吸氧。

（5）对脑脊液鼻或耳漏者，应将病人侧卧防止舌根后坠，将头部稍垫高，使流出的液体顺位流出，严禁用水冲洗，严禁用棉花堵塞耳、鼻。

（6）开放静脉通道，密切观察颅内压变化，酌情使用降颅压药物。

（7）持续监测生命体征。

3. 胸部损伤

（1）保持气道通畅。

（2）通气与吸氧。

（3）闭合伤口，开放性气胸可用敷料、绷带、三角巾迅速填塞和覆盖伤口，并进行固定，运送伤员时可使其半坐位，并随时观察病人呼吸情况。

（4）初诊为气胸的伤员，应置坐位。可用注射器抽气或行紧急胸腔闭式引流。

（5）连枷胸胸壁塌陷致反常呼吸者需用大块棉垫填塞创口，并给予胸部外固定。

（6）一旦发生呼吸停止，立即进行呼吸复苏。

（7）持续监测生命体征。

4. 四肢损伤

（1）及时止血。

（2）妥善包扎。

（3）有效固定。

（4）镇静止痛。

（5）防治休克。

（6）保存好残指（肢）。

5. 烧（烫）伤

（1）立即去除致伤因素。

（2）保持呼吸道通畅，必要时给予环甲膜穿刺。

（3）通气与吸氧。

（4）开放静脉通道，纠正休克。

（5）保护创面，防止继续污染和损伤。

（6）强酸、强碱烧伤的处理。

① 强酸烧伤：皮肤及眼烧伤时应立即用大量清水冲洗创面或眼内 10 分钟以上，消化道烧伤时严禁催吐及洗胃，以保护胃黏膜。

②.强碱烧伤：皮肤及眼烧伤时立即用大量清水冲洗皮肤及眼内直至肥皂样物质消失为止。

（7）消化道烧伤，严禁催吐、洗胃，以免消化道穿孔。

（8）持续监测生命体征，及时对症处理。

（八）妇产科危重症

1. 阴道出血

（1）建立静脉通道，输液补充血容量，纠正休克。

（2）通气与吸氧。

（3）必要时给予止血药静脉注射。

（4）持续监测生命体征。

2. 胎膜早破

（1）嘱产妇平卧或左侧卧位，臀部稍抬高。严禁让产妇坐位或立位。

（2）通气与吸氧。

（3）听胎心是否正常，120～180 次/分属正常。

（4）开放静脉通道，维持有效循环。

（5）持续监测生命体征。

3. 急产

（1）产妇取平卧位，双腿屈曲并外展。

（2）开放静脉通道。

（3）会阴部消毒。

（4）铺消毒巾于臀下，带好无菌手套。

（5）接生，用手法保护会阴。

（6）结扎脐带：胎儿完全娩出，在距胎儿脐带根部≥10 cm 尽可能靠近母体处用粗绳或绷带结扎，可不予切断。如需将脐带切断，两结扎处间隔 2～3 cm，中间切断。

（7）新生儿处理。

① 呼吸道处理：及时清除新生儿口腔、鼻腔中黏液及羊水，必要时用吸管吸。当无哭声时可拍打足底。

② 脐带处理：如脐带结扎切断，脐带断面消毒后，用无菌纱布包围，再用长绷带包扎。

③ 注意保暖。

（8）胎盘处理：轻轻牵拉脐带，按压宫底，使胎盘娩出，检查胎盘是否完整,一并送院。

(9) 持续监测产妇、新生儿生命体征。

4. 宫外孕破裂

(1) 平卧位。

(2) 通气与吸氧。

(3) 开放静脉通道,补液抗休克。

(4) 持续监测生命体征。

附图 1:院前医疗急救标识

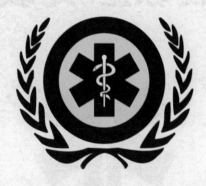

车辆标识

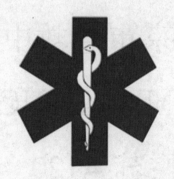

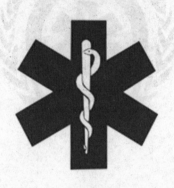

江苏120急救

南京市急救中心

AMBULANCE

编号：苏 A120 - XXX

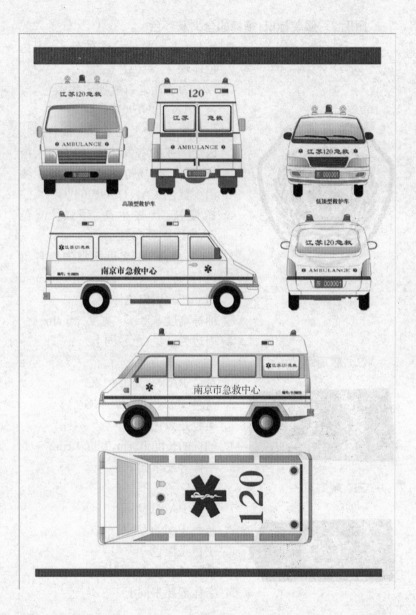

高顶型救护车

低顶型救护车

附图3 服装标识:袖标的含义及颜色

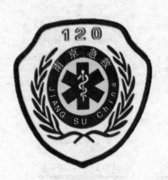

1. 蛇杖:表示救死扶伤的爱心,用白色体现

2. 120:为了让老百姓明白用黄色,黄色 PANTONE 012C

3. 生命之心:交叉的六臂象征着急救医疗服务的六大功能,即发现、报告、反应、现场抢救、监护和转至救治。蓝色 PANTONE 662C

4. 橄榄枝:代表生命、顽强。蓝色 PANTONE 662C

5. "××急救"中文可根据省内各市进行变化,英文统一用"Jiangsu China"。用白色体现。

6. 袖标高度 9.5cm 宽度 9.5 cm

7. 周边为蓝色(色号同上)。

二、软肩章

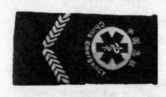

1. 黄色 PANTONE 012C

2. 蓝色·PANTONE 662C

3. 主色是黑色

4. 袖标的长度 10 cm,宽度 4 cm×5 cm

5. 字体等要求同上

三、硬肩章

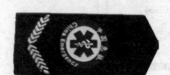

1. 黄色 PANTONE 012C

2. 蓝色 PANTONE 662C

3. 主色是黑色

4. 袖标的长度 12 cm,宽度 5 cm

5. 字体等要求同上

附图 4　领角绣花

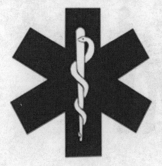

绣花颜色：
1. 橄榄枝和生命线蓝色
   PANTONE 662C
2. 蛇杖绣白色
3. 生命线长度 6 cm，宽度 0.4 cm
4. 橄榄枝长度 2 cm，宽度 0.5 cm

附图 5　主要服装式样

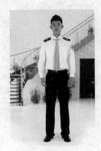 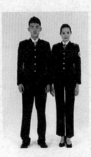 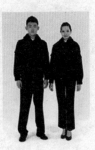

行政、调度人员服装

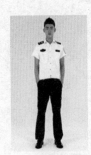 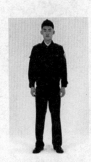 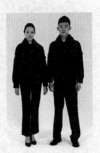

一线人员服装

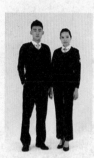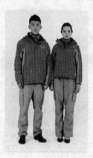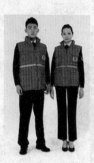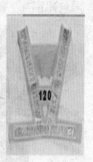

其他服装